PRÉLIMINAIRES

Esprit général du travail. — But spécial, Sources de renseignements.

Dès le début de cette étude sur l'assainissement de la Seine, nous devons déclarer que nous n'avons pas l'intention de faire la guerre à Paris. M. Frédéric Passy, partisan convaincu de la pacification, faisait une déclaration analogue, dès que la question de l'assainissement parvint à la Chambre des députés. (*Séance du 19 janvier 1888.*)

Nous sommes heureux de suivre un tel exemple.

Nous ne cherchons pas à exciter nos concitoyens les uns contre les autres ; nous voudrions, au contraire, rechercher un moyen qui permît à tous, villes et villages, de concourir au même but, l'assainissement, sans faire souffrir les uns de ce qui béficierait aux autres.

Nous ne récriminons pas non plus contre les gens, mais seulement contre les choses, contre les idées, les projets et les travaux inutiles ou nuisibles.

La nécessité d'assainir les grandes villes comme Paris, c'est-à-dire de les débarrasser le plus promptement possible de tous les résidus de la vie et en particulier des matières humaines, ne peut un seul instant être mise en discussion ; mais cette mesure de salut indispensable ne doit pas entraîner l'infection des cours d'eaux ni des localités environnantes où se trouve agglomérée une population presque égale souvent à celle des villes.

C'était bien la pensée de M. Bourneville dans son rapport du projet de loi de 1889 où il disait : « L'assainissement de Paris ne peut avoir comme « suprême expression l'infection de sa banlieue et des départements voisins. » (*Rapport*, p. 39.)

Les choses en sont cependant arrivées aujourd'hui à ce point qu'on est obligé de se préoccuper de l'assainissement des cours d'eau en même temps que de celui des villes.

En Angleterre, à la suite des travaux exécutés depuis 1848 pour l'assainissement des villes, les cours d'eau se trouvèrent dans un tel état qu'il en résulta des épidémies. Le Parlement vota en 1876 une loi contre la pollution des rivières qui domine et régit aujourd'hui dans ce pays l'assainissement des villes (*Congrès de Paris*, 1897, p. 525.)

Attendrons-nous les épidémies pour avoir chez nous une législation analogue? Notre législation ancienne est caduque et insuffisante.

Le but de notre travail est de contribuer, autant que nous le pourrons, à amener la suppression du tout à l'égout qui ne fait jusqu'à présent que produire

1

l'empoisonnement croissant du fleuve, et qui, pour l'avenir nous menace d'une façon bien plus considérable encore et plus terrifiante. Le moyen d'arriver à cette supppression c'est de démontrer d'abord avec quelles hésitations le Parlement s'est décidé à prescrire cette mesure par une loi; c'est d'en appeler au Parlement mieux informé, mis en garde contre les dangers qui ne lui avaient été signalés que d'une façon trop incomplète, et le déterminer soit à rapporter la loi de 1894, soit à en assurer la mise à exécution dans des conditions toutes différentes.

Après quelques renseignements très sommaires sur l'assainissement de la ville qui n'entre que secondairement dans le cadre de notre étude, nous avons donc essayé l'historique des deux lois de 1889 et de 1894; nous nous sommes un peu étendu sur leurs effets, et finalement nous avons proposé des mesures qui pourraient peut-être assurer l'assainissement de Paris sans empoisonner le fleuve, sans empoisonner personne. Nous avons puisé dans des documents officiels très bien faits, très instructifs et intéressants. Nous aurions voulu pouvoir mieux faire encore, les réimprimer tout entiers et les soumettre à nouveau à l'opinion publique; cela eût constitué le véritable dossier de la question et ne pouvait que favoriser nos efforts.

Ce sont :

1° Les deux rapports de M. Bourneville à la Chambre des députés à l'appui du projet de loi qui devint plus tard la loi du 4 avril 1889; c'est certainement le document le plus complet qui ait été fait sur ce sujet.

2° La rédaction à l'*Officiel* des débats qui ont précédé le vote de la loi; il y a des discours très instructifs;

3° Le rapport de M. Cornil au Sénat pour la loi du 10 juillet 1894 et les débats à la Chambre et au Sénat;

4° Le rapport de M. Gadaud et les débats lors de la loi relative à la captation du Lunain;

5° D'autres documents non moins sûrs dont il sera fait mention.

Assainissement de la ville de Paris.

Il n'y a pas lieu ici, de s'attarder longuement sur l'historique de la question de l'assainissement de la ville de Paris, dont on peut trouver la relation dans les historiens spéciaux de la capitale, Parent-Duchatelet entre autres auquel renvoie M. Bourneville. (*Rapport*, p. 5.)

Ajoutons seulement que nous avons trouvé dans un ouvrage peu répandu, imprimé en 1771 (Hesseln, *Dictionnaire de la France*, p. 92 du t. V) que la ville était alors assez bien pourvue d'égouts ou aqueducs; il y avait même des chefs-d'œuvres de travaux en ce genre.

« Il y avait un égout construit en pierre de taille, par Turgot, pour conduire les immondices de la ville dans la rivière et qui commençait au réservoir des eaux venant de Belleville, auprès du Pont-aux-Choux sur le boulevard, et tombait dans la Seine au-dessus du petit Cours. (p. 141.)

C'est le même que celui dont parle M. Bourneville : « Un ruisseau à ciel
« ouvert, le ruisseau de Ménilmontant, qui passait au pied de Montmartre et
« venait tomber en Seine au coude où se trouve aujourd'hui le pont de l'Alma
« et qui ne fut couvert qu'au dix-huitième siècle. » (*Bourneville, Rapport*, p. 5.)

Sur un plan de Paris daté de 1776, on voit le réservoir rectangulaire situé
à l'angle de la rue Ménilmontant et du boulevard. L'égout est tracé entre la
rue des Marais-du-Temple et le boulevard, puis entre la rue des Marais-Saint-
Martin et le boulevard, il passe à la Porte-du-Temple, au bas de la rue du
faubourg du même nom, traverse les rues du Faubourg-Saint-Martin, Saint-
Denis et le Faubourg-Montmartre au bas de la rue Cadet, traverse la rue de
la Chaussée-d'Antin, passe derrière la Madeleine, derrière l'hôtel de Beau-
veau et le Colysée et se dirige vers l'île des Cygnes, dans la Seine.

Nous voulons aussi, au point de vue historique, donner une citation très
abrégée du remarquable rapport fourni au Congrès de Paris en 1897, sur la
propriété bâtie, et rédigé par M. Badois. Ce rapport énumère à propos de la
salubrité urbaine, le nom des personnages contemporains qui y ont pris une
très large part et qui ont créé pour ainsi dire, de nos jours, l'assainissement
de la Ville.

MM. Emery et Mary, ingénieurs du pavé de Paris, ont abordé les premiers
l'étude des remèdes à l'ancienne organisation défectueuse et dangereuse pour
la santé publique. Mary créa la voirie de Bondy et le dépotoir de la Villette,
supprima Montfaucon, améliora les premières usines élévatoires et les premières distributions publiques d'eau.

Haussmann transforma la ville en la perçant de grands boulevards, donnant
de l'air et du soleil.

Belgrand amena l'eau des sources lointaines et construisit les collecteurs.

Alphand embellit les rues, les Bois de Boulogne et de Vincennes, créa les
squares.

Mille, suivant les principes du Dr Robinet, fut le premier apôtre en France
du principe de l'utilisation agricole des eaux, et présenta, en ce sens, des
projets au Conseil municipal de Paris dès 1860 et 1862.

Durand Claye suivit et élargit les projets du maître.

Assainissement de la Seine

L'assainissement de la Seine n'est sérieusement en question que depuis un
temps relativement peu éloigné ; nous disons l'assainissement, mais non la
pollution, qui paraît remonter à une époque déjà lointaine.

« L'usage du tout à l'égout est, à Paris même, beaucoup moins récent qu'on
ne se l'imagine ; dès 1755, des propriétaires envoyaient à l'égout non seulement leurs eaux ménagères, mais encore leurs fosses d'aisance. » (*Parent
Duchatelet.*)

Il y eut cependant, de longue date aussi, des règlements à ce sujet ; mais sans doute, comme de nos jours, les règlements furent singulièrement mis en oubli.

D'après l'édit de 1607 sur les attributions du grand-voyer, il semblerait que les habitants de Paris se passaient volontiers, avant cette époque, de systèmes de vidanges et de dépotoirs ; l'article 8 de cet édit « défend à tous les sujets de jetter dans les rues eaux ny ordures par les fenêtres, de jour ny de nuit, ny pareillement tenir fiens, terreaux, bois, ny autres choses dans les rues et voyes publiques plus de vingt-quatre heures, et encore sans incom moder les passans. » (*Codes Rivière.*)

En 1669 et 1773, des ordonnances royales, confirmées par des avis et des arrêts du Conseil, interdisaient aux villes et aux particuliers de polluer les cours d'eau par aucune substance de nature à les altérer. (*Frédéric Passy, Chambre,* 19 *janvier* 1888.)

Tout cela fait remonter à plus de deux siècles l'application du tout à l'égout à Paris. (*Bourneville. Rapport,* p. 20.)

Plusieurs grands établissements publics faisaient aussi des déversements directs dans la Seine : les Invalides, la Monnaie, l'Hôtel-Dieu, l'Ecole militaire, la Salpêtrière.

A quel moment, se demande M. Poubelle, a-t-on commencé à faire attention à l'infection de la Seine ? — Et il répond lui-même : Tant que Paris a déversé directement dans la Seine les eaux de ses égouts, de ses ruisseaux, de ses toits, toutes les insalubrités de la grande ville, personne n'a rien dit ; mais dès que Paris s'est préoccupé d'une situation si dangereuse, si fâcheuse pour lui, qu'il a essayé d'assainir d'abord son propre territoire, et cessé de déverser ses eaux vannes dans la Seine en établissant sur les deux rives des égouts collecteurs chargés de recevoir toutes les eaux des égouts partiels et de les transporter hors de la ville même, au moment où la réunion des égouts collecteurs, débouchant à Asnières, a concentré sur un seul point tous les résidus de la grande ville, alors le Gouvernement, et non les riverains, le Ministère des Travaux publics, préposé à la navigation, a fait remarquer que non seulement ces eaux d'égout infectaient le fleuve et que l'infection se propageait jusque vers Rouen, mais qu'il se formait des dépôts et des atterrissements qui rendaient impossible ou difficile la navigation. (*Chambre,* 24 *avril* 1894, 622-3.)

M. Poubelle trouve que c'est une chose singulière ; mais on doit trouver, au contraire, que c'est une chose toute naturelle et qui devait se produire fatalement. C'est l'agglomération, la concentration sur un seul point de ces matières jusque là dispersées et inaperçues qui en a fait voir toute l'horreur et comprendre tout le danger.

Et il en sera toujours ainsi toutes les fois qu'elles apparaîtront réunies dans un contenant quelconque, dépotoir, fleuve, égout, conduites de toute espèce. C'est une leçon, une indication dont il y a lieu de profiter dans l'avenir.

On avait commencé en 1864 à ressentir les conséquences de l'épandage (dans la Seine) des eaux d'égout et quelle était l'infection qui en résultait ; on s'était, dès lors, préoccupé des devoirs qui en résultaient pour la Ville de Paris. (*Alphand, Sénat,* 14 *décembre* 1888.)

Il fut nommé une commission, il fut fait des études pour savoir de quelle manière on pourrait remédier aux atterrissements. La Ville fut mise en demeure de les faire disparaître au moyen de dragages. Ces dragages, fort coûteux, insuffisants, donnaient des résidus dont on ne savait que faire. (*Poubelle, Chambre, 24 avril* 1894, 622-3.)

Dès le 30 juillet 1870, après avis conforme du Conseil général des ponts et chaussées, le Ministre des travaux publics posait en principe que la Ville de Paris était tenue d'assainir la Seine en aval de ses collecteurs. (*Bourneville. 1er rapp*, 1421-2.)

Et M. Bourneville, à l'appui de cette opinion du ministre, donne en note les documents ci-après, qui la justifient :

L'art. 4 de l'arrêt du Conseil d'Etat du Roi, du 24 juin 1677, portant règlement pour la navigation de la rivière de Marne et autres rivières et canaux navigables, dit :

« Défend, Sa Majesté, sous les mêmes peines (500 livres d'amende et le « paiement des ouvriers employés aux enlèvements et nettoiements), à tous « riverains et autres de jeter dans le lit des dites rivières et canaux, ni sur « leurs bords, aucuns immondices, pierres, graviers, bois, pailles ou fumiers, « ni rien qui puisse en embarrasser et atterrir le lit, ni d'en affaiblir ni « changer le cours, par aucunes tranchées ou autrement, ainsi que d'y planter « aucuns pieux, mettre rouir des chanvres, comme aussi d'y tirer aucunes « pierres, terres, sables et autres matériaux plus près des bords que de six « toises (11m,69. » (*Bourneville. Rapport*, p. 127.)

Le projet de résolution voté par la Commission supérieure pour l'aménagement et l'utilisation des eaux, dans sa session de 1878-1879, n'est pas moins formel : « Il est interdit aux communes aussi bien qu'aux individus de porter « obstacle au libre cours des eaux et d'en altérer la pureté. En conséquence, « il est défendu de jeter dans les cours d'eau des matières encombrantes, des « immondices et déjections quelconques, de nature à rendre les eaux insa- « lubres ou impropres aux usages domestiques. »

Ainsi soutenu par la législation, le Ministre se trouvait autorisé à se montrer exigeant envers la Ville.

Les premiers travaux sont dus à M. Mille, inspecteur général des Ponts et Chaussées, qui dès 1864 esquissait un projet d'épuration des eaux d'égout dans la plaine de Gennevilliers et la vallée de Montmorency. (*Cornil, rapport*, 74.)

En 1867, il fut institué par la Ville un service d'essai d'épuration des eaux d'égout à Clichy confié à MM. Mille et Durand Claye.

En 1868, la Ville transportait ces expériences dans la plaine de Gennevilliers et les développait peu à peu. (*Ibid.*)

A la suite de voyages d'étude à l'Etranger, M. de Freycinet fit un rapport sur les meilleurs procédés d'assainissement pour la rivière. Il concluait que l'eau est le véhicule le plus économique pour transporter les engrais des villes et qui les présente à la végétation sous sa forme la mieux appropriée.

Ceci est le germe, en France, de l'assainissement par l'utilisation agricole, système évidemment très rationnel, puisqu'il débarrasse d'un mal par un bien.

Le 30 juin 1870, une injonction fut portée par le Ministre des Travaux publics à la Préfecture de la Seine, où il était dit : que les expériences de Gennevilliers ayant donné des résultats satisfaisants, il y avait lieu de les continuer en les développant. (*Chambre*, 24 *avril* 94, 623-1.)

Des expériences furent tentées pour épurer par le sulfate d'alumine ; elles ne réussirent pas et on conclut qu'il fallait s'arrêter à la solution agricole. (*Ibid.*).

C'est de cette époque que date le plan toujours suivi jusqu'à présent par la Ville, le plan vaste, comme on l'a appelé.

La question fut reprise après la guerre ; il fut institué, le 22 août 1874, une Commission comprenant des représentants du Ministère des Travaux publics, de la Préfecture de la Seine et de la Préfecture de Police. Le rapport de cette Commission fut l'objet d'un avis conforme du 28 juin 1875 du Conseil général des Ponts et Chaussées.

Le Ministre approuva cet avis le 24 juillet suivant (1875) et le transmit à à M. le Préfet de la Seine en l'invitant à mettre à exécution l'avis formulé par le Conseil supérieur des Ponts et Chaussées. (*Poubelle, Chambre* 24 *avril* 94, 623-2.)

« Dans ce but, disait la décision ministérielle, il faut regarder comme le « plus efficace, le plus économique et le plus pratique de tous les moyens « actuellement connus, celui qui consiste dans l'emploi de ces eaux à l'irri- « gation des cultures et dans leur traitement par infiltration à travers un sol « suffisamment perméable ». (*Bourneville*, 1er *rapport*, 1421-3.)

Nous devons signaler l'importance de cette décision tirée des conclusions du rapport Freycinet, qui donne à la Ville de Paris l'orientation qu'elle devra prendre pour la destruction finale des matières dont elle ne savait que faire.

C'était en 1875, comme en 1868, une nouvelle mise en demeure, adressée à la Ville de Paris, d'avoir à épurer ses eaux d'égout par le sol. (*Poubelle, ibid*). C'est M. Durand-Claye qui était le Secrétaire et le Rapporteur de la Commission.

Les ingénieurs du Service municipal se mirent immédiatement à l'œuvre. Suivant les indications qu'avait données la Commission ministérielle elle-même, ils dressèrent un projet comprenant la continuation des irrigations dans la plaine de Gennevilliers et leur extension sur les terrains domaniaux d'Achères, à l'extrémité nord-est de la forêt de Saint-Germain. Ce projet, pris en considération par le Conseil municipal, subit les formalités de l'en-quête du titre premier de la loi de 1841 dans les départements de la Seine et de Seine-et-Oise.

Le 23 juin 1880, le Conseil municipal de Paris, conformément aux conclu-sions de trois rapports très intéressants et très démonstratifs de M. Deligny et après une discussion à laquelle prirent part MM. Marsoulan, Cadet, Frère, Engelhard, Lafont, Vauthier, Songeon et Bourneville, donna son approbation audit projet et invita le Préfet de la Seine à solliciter du Gouvernement la présentation d'un projet de loi ayant pour but la déclaration d'utilité publique des travaux et la cession à la Ville de Paris des terrains domaniaux.

Le Ministre des Travaux publics, saisi de nouveau de l'affaire, rendait, le

25 février 1881, une décision approuvant complètement, après examen des pièces de l'enquête et délibération du Conseil général des Ponts et Chaussées, le projet de la Ville de Paris.

Pendant cette nouvelle période d'instruction, le Ministre de l'Agriculture et du Commerce saisissait de la question une Commission nommée à propos des odeurs de Paris, et cette Commission présidée par M. Cyprien Girerd, donnait son approbation au principe des irrigations et à son application sur les terrains d'Achères (*Bourneville. Rapport*, p. 129) avec les eaux d'égout, pourvu qu'elles ne fussent pas chargées de matières excrémentielles.

Le 28 février 1881, le Ministre déclarait qu'il allait faire préparer un projet de loi conforme, et renvoyait l'affaire au Ministre des Finances; ce dernier consentait, le 23 janvier 1882, la cession des terrains domaniaux.

En 1883, après l'adhésion du service des Forêts, le Gouvernement a posé les bases d'une convention conforme dans ses lignes essentielles au projet adopté en 1882 par le Conseil municipal. Celui-ci a accepté la nouvelle convention le 1er août 1884 sur un dernier rapport de M. Deligny et après une discussion à laquelle ont pris part outre M. Bourneville et M. Alphand, MM. de Bouteillier, Cathiaux, Cochin, Curé, Desmoulins, Hubbard, Piperaud, Strauss, Vauthier.

C'est cette convention qui est jointe au projet de loi.

Le 19 février 1885, la Chambre des Députés reçut de MM. Raynal, Méline et Tirard, ministres des Travaux Publics, de l'Agriculture et des Finances, le premier projet de loi sur l'utilisation agricole des eaux d'égout et l'assainissement de la Seine. (*Bourneville, Rapport*, p. 1.)

Ce projet déposé au nom du Gouvernement, fut renvoyé à une Commission composée de MM. Barodet, Bourneville, Drumel, Escande, Escanyé, Charles Floquet, Langlois, de Lanessan, Lebaudy, Maze et Remoiville, ces trois derniers, députés de Seine-et-Oise.

L'ensemble du projet, composé primitivement de trois articles, fut augmenté par la Commission de deux articles, et adopté ainsi modifié par 7 membres contre 4. M. Bourneville fut nommé rapporteur.

Le rapport fut déposé le 25 juillet 1885.

Le 31 juillet, la Commission demanda la mise du projet à l'ordre du jour.

La session parlementaire touchait à sa fin, la proposition de la Commission fut écartée, ce qui était d'autant plus regrettable que la Chambre terminait son mandat, que le travail accompli allait se trouver perdu et que la solution urgente d'une question urgente pouvait être ajournée à de longs mois. (*Bourneville, ibid.*)

Ce ne fut en effet que le 18 mars 1886 que le projet fut porté à la nouvelle Chambre par MM. Baïhaut, Develle et Sadi-Carnot, ministres des Travaux Publics, de l'Agriculture et des Finances.

La Chambre a nommé une nouvelle Commission composée de MM. Achard, président; Hubbard, Laur, Mathé, Bourneville, Michelin, Raspail, de Lanessan, Périllier, de Mortillet, Sigismond Lacroix. M. Bourneville fut de nouveau nommé rapporteur; la Commission a adopté le projet par 6 voix contre 3.

M. Bourneville reprit son premier rapport qu'il n'eut qu'à compléter par de nouveaux renseignements, à le mettre pour ainsi dire au point et à signaler d'une manière spéciale les modifications du reste peu importantes faites par la Commission au texte du Gouvernement.

Nous donnons dans un chapitre spécial, le résumé des discussions qui ont eu lieu à la Chambre et au Sénat relativement aux deux lois de 1889 et de 1894.

Ce résumé a pour but de donner une idée générale des discours prononcés, des opinions des divers orateurs, des renseignements les plus intéressants, à notre sens, qui ont été produits.

Mais nous reconnaissons trop bien que ce résumé ne peut être qu'un faible reflet de la réalité, qu'il est incomplet et insuffisant.

C'est dans le *Journal Officiel* qu'il faut lire le compte-rendu *in extenso* des séances parlementaires pour bien comprendre et apprécier les efforts de chacun pour ou contre la réussite des projets de loi.

De même que c'est dans la lecture des rapports Bourneville, Cornil, Mesureur, qu'on trouvera les renseignements les plus complets sur l'origine, les causes, la marche et les incidents de la question.

C'est aussi dans ces rapports qu'on trouvera l'indication de beaucoup de travaux bibliographiques, en dehors de l'*Officiel*, relatifs à l'assainissement de la Ville et du fleuve.

LES LOIS D'ASSAINISSEMENT AU PARLEMENT

Discussion de la loi de 1889

PREMIÈRE DÉLIBÉRATION A LA CHAMBRE

Séance du 17 janvier 1888. — La discussion de la loi de 1889 commença à la Chambre des Députés le 17 janvier 1888, et occupa en première délibération six séances.

L'opposition au projet de loi fut présentée très énergiquement par MM. Frédéric Passy, Hubbard et Périllier, députés.

Le projet fut soutenu par M. Loubet, ministre des Travaux Publics, M. Bourneville, rapporteur, et M. Alphand, commissaire du Gouvernement.

A cette première séance, M. Hubbard demande l'ajournement de la discussion en raison de ce que le projet n'avait pas été précédé d'une enquête et de ce que la convention à approuver avait été modifiée en des points importants que le Conseil municipal n'avait pas sanctionnés.

Il y avait eu une enquête en 1876, mais pour le projet de 1875 qui avait été retiré et remplacé par le projet de 1880 en ce moment soumis à la Chambre.

Séance du 19 janvier 1888. — A la deuxième séance, M. Frédéric Passy, dans un excellent discours, renouvelle la demande et les motifs d'ajournement ou de non recevoir.

M. Bourneville répond et charge le département de Seine-et-Oise des mêmes méfaits imputés à Paris.

Séance du 21 janvier 1888. — M. Camille Raspail considère comme indispensable d'utiliser les eaux d'égout. Le projet d'utilisation continuera d'empoisonner la Seine. (82-1.)

L'expérience de Gennevilliers n'est pas suffisamment probante ; la fièvre typhoïde et la diphtérie font plus de ravages à Gennevilliers et à Saint-Denis qu'à Paris. (82-3.)

C'est M. Bourneville, dans son rapport, qui a soulevé la question du tout à l'égout.

Lenteur de la circulation des eaux dans les égouts. (83-1.)

Rejette le projet de canal Dumont qui n'admet pas les prises d'eau en cours de route. (84-2.) Le projet Dolong ne coûterait que 40 millions.

M. de la Ferronnays se montre favorable au projet, pour assainir le fleuve. Entre Asnières et Meulan il reçoit le grand collecteur et 122 autres égouts. (85-1.) Il fait un vif tableau de l'infection. (85-2.)

Le remède résulte des expériences de laboratoire appliquées sur le terrain à Gennevilliers. (86-1.)

M. Dellisse. — Le projet a un intérêt général de salubrité publique. Les expériences à l'étranger n'ont pas réussi. A Gennevilliers, l'irrigation est facultative, à Achères elle sera au gré de la Ville. Les nappes souterraines sont menacées. (88-1.)

L'eau des drains n'est déjà pas si bonne, puisqu'il a fallu édifier des fontaines pour l'alimentation des habitants.

Il donne les conclusions complètes de la Commission d'assainissement de Paris, instituée le 28 septembre 1880. Ces conclusions sont défavorables au déversement des matières fécales. Noms des membres de cette Commission. (89-3.)

La Seine ne sera pas assainie par le projet.

M. Alphand fait un discours très étendu, extrêmement intéressant, évidemment favorable au projet. Ce discours a du faire une profonde impression sur les députés et ramener au projet de loi beaucoup d'opinions jusque-là peut-être indécises.

Nous puiserons très largement dans ce discours soit pour des renseignements dont nos lecteurs doivent profiter, soit même pour aider à notre opposition au tout à l'égout. (191-1.)

M. Hubbard fait une brève réponse à ce discours et surtout à celui de M. Bourneville.

Séance du 23 janvier 1888. — M. Chamberland expose plusieurs opinions contradictoires qu'on peut résumer ainsi : Il approuve le tout à l'égout pour débarrasser promptement les habitations; mais il est absolument opposé à toute projection de ces eaux à la Seine. Il n'est pas partisan du projet de loi. Il dit d'abord qu'il repousse aussi le canal à la mer afin de ne pas perdre les matières utiles à l'agriculture, et ensuite il l'adopte avec des prises d'eau tout le long de son parcours.

M. Loubet, ministre des Travaux Publics, répond à M. Hubbard et à M. Passy. Il s'appuie sur l'opinion de M. Chamberland que M. Passy déclare contraire au projet. Le Ministre ne donne que peu clairement l'avis de l'autorité militaire sur l'épandage à Achères.

Des interruptions assez vives se produisent, on ne paraît pas très éclairé, ni très d'accord.

M. Hubbard demande de nouveau l'ajournement.

Mais les partisans du projet, d'accord avec la majorité de la Commission, veulent avoir un vote immédiat.

L'ajournement est repoussé.

Le Président demande si la Chambre entend passer à la discussion des articles du projet de loi.

Le vote a lieu au scrutin et nécessite un pointage.

Le résultat annonce 498 votants, dont 278 pour le passage à la discussion des articles et 220 contre.

C'est le premier vote de la Chambre sur la question, et le partage des voix démontre combien l'opinion des Députés était loin d'être arrêtée.

A la lecture du compte-rendu, on ressent surtout l'impression d'une hâte voulue pour enlever ce vote.

Séance du 24 janvier 1888. — La preuve de cette hâte et de l'irrésolution de la Chambre se manifeste le lendemain 24 : M. Achard demande la déclaration d'urgence et elle n'est votée, malgré l'opposition de M. Périllier et de M. Frédéric Passy, que par un scrutin ayant nécessité le pointage, et donnant 245 bulletins pour, 235 contre.

Dans la séance du 24, M. Périllier s'étend avec force sur l'incertitude des projets du service municipal, et le défaut d'enquête, ce qui est une illégalité; il demande le renvoi au Gouvernement, qui est repoussé.

Un contre-projet est présenté et soutenu par M. Périllier et par M. Camille Raspail. — M. de Mortillet en présente un autre à peu près semblable; c'est le canal à la mer avec prises d'eau.

Il y a un scrutin sur l'article 1er du projet Périllier qui nécessite un pointage, cet article est le principe même du contre-projet; il est adopté par 253 voix contre 240. Ce vote sera rappelé souvent par les adversaires du projet du Gouvernement. (*Officiel*, page 139-1.)

M. Hubbard fait constater la précipitation de la discussion et la résistance de la Chambre au projet du Gouvernement. Il demande le renvoi à la Commission. Ce renvoi est repoussé par 266 voix contre 242. (141-3.)

Les quatre autres articles du contre-projet Raspail n'ayant pas été adoptés, il est fait un vote sur l'ensemble qui, en réalité, ne se compose plus que de l'article 1er déjà voté. L'ensemble est rejeté par 285 voix contre 222. (142-1.)

M. Barbe présente un autre contre-projet demandant un concours de systèmes propres à assurer l'épuration des eaux. Méthodes Wendel et Berlier. M. Alphand et M. Loubet, ministre répondent. Le vote du contre-projet doit entraîner le rejet du projet du Gouvernement. Le contre-projet est rejeté par 256 voix contre 223. (145-3.)

On passe à l'article 1er du projet du Gouvernement.

Malgré les vives réclamations qui proclament que la Chambre n'est pas en nombre et qui demandent l'appel nominal, l'article 1er est déclaré adopté. Cela se passait sous la présidence de M. Floquet.

Cette séance nous paraît très instructive et semble bien démontrer le flottement de l'opinion, l'irrésolution des membres de la Chambre.

Cela pourrait former une base sérieuse pour une demande de modification à la loi.

Séance du 25 janvier 1888. — Au début de la séance du 25 janvier, il s'est présenté quelque chose de plus caractéristique encore, au point de vue de l'illégalité, nous semble-t-il.

Le Président lit l'article 2, qui est mis aux voix et adopté; mais adopté sans scrutin.

M. Plichon fait la constatation que la Chambre n'est pas en nombre, les Députés n'ayant pas été prévenus qu'il y aurait séance ce jour-là, ordinairement jour de congé, et que tout le monde était parti.

En abordant l'article 3, M. Ganivet fait remarquer que le vote ne serait pas valable si à ce moment on n'était pas en nombre; le Président lui-même parle de cette éventualité pour un amendement à l'article 3. Après le développement de l'amendement, plusieurs membres disent encore qu'on n'est pas en nombre; le président répond qu'on va bien le voir par le résultat du scrutin.

Il n'en faut pas moins constater que l'article 2 avait été adopté alors que certainement la Chambre n'était pas en nombre.

L'amendement à l'article 3 est rejeté par 280 voix contre 199.

Il y a un autre amendement consistant à supprimer dans la convention la cession des 427 hectares de tirés. Adopté par 281 voix contre 194. (155-2.)

L'article 3 approuvant la convention est adopté à mains levées.

MM. Périllier et Hubbard présentent sur l'article 4 des amendements et des paragraphes additionnels. Le rapporteur se fâche et trouve qu'il y a intérêt (?) pour la Chambre (!) à ne pas perdre son temps et à sortir de cette série d'obstructions. Le Ministre se fâche à son tour; ils ont donc tort tous deux, s'il faut en croire le proverbe.

M. Delisse demande en vain qu'on prescrive l'analyse des eaux soi-disant purifiées qui sont reversées en Seine après l'épandage.

La lettre de M. Joigneaux mérite d'être lue; nous la donnons plus loin.

Tous les amendements à peine examinés, sont tous rejetés.

L'ensemble de la loi est adopté par 261 bulletins contre 232. (163-2)

On voit que les hésitations, les résistances sont restées nombreuses.

La déclaration d'urgence ayant été votée, il n'y avait pas lieu à une seconde délibération.

PREMIÈRE DÉLIBÉRRTION AU SÉNAT

Le projet fut donc envoyé au Sénat.

Ce ne fut qu'à la fin de l'année, le 13 décembre 1888, que fut commencée la discussion à la haute Assemblée; le rapport de M. Cornil avait été déposé seulement huit jours avant cette date.

En même temps que le projet de loi adopté par la Chambre venait au Sénat, l'ordre du jour de cette Assemblée comprenait une proposition de loi de MM. Léon Say, Maze et de Sal relative à l'établissement, aux frais et profit de la Ville de Paris, d'un canal conduisant dans les dunes situées entre la Somme et l'Authie, la totalité des eaux d'égout de Paris avec faculté d'utilisation sur le parcours. Le projet Cornil fut soutenu, comme à la Chambre, par le Ministre des Travaux publics, qui était alors M. Deluns-Montaut, par le rapporteur, M. Cornil, et par M. Alphaud.

Les motifs d'opposition furent présentés par deux grandes personnalités, MM. Maze et Léon Say.

Séance du 13 *décembre* 1888. — (551-1.) Dans la première séance, le rapporteur, M. Cornil, crut utile d'exposer l'économie du projet d'assainissement. Le point essentiel, dit-il, c'est de mettre fin à la pollution de la Seine ; et il donne une idée au Sénat de cette pollution.

Nous devons signaler un mode d'échapper à la discussion qui se représente assez souvent au Parlement : M. Cornil ayant affirmé qu'au sortir des drains on ne trouve plus de micro-organismes; ils restent en route. « Mais, dit le sénateur Le Breton, ils ne sont pas détruits ? »

La question était importante, il fallait la résoudre. Point. M. Cornil répond qu'il reviendra là-dessus tout à l'heure. Il n'y revient pas. La question est enterrée.

Il continue d'exposer l'inocuité de l'épandage.

M. Léon Say fait un très remarquable discours, comme on devait s'y attendre. Il traite la question d'hygiène, critique l'ampleur de nos égouts, oppose Pasteur à Cornil.

M. Cornil se défend.

Séance du 14 *décembre* 1888. — M. Léon Journault s'attaque à Gennevilliers ; il cite ce mot de Pasteur : « L'expérience de Gennevilliers est insuffisante et peut-être trompeuse. » Il médit vivement des légumes qu'on y récolte et qu'on ne peut pas manger crus. Il se préoccupe surtout de l'assainissement de la Seine. Il n'y a pas d'épandage pendant la nuit, le cours des égouts continuant néanmoins, cela fait tout d'abord et sùrement qu'une moitié au moins de leurs déversements vont dans la Seine.

M. Alphand, commissaire du Gouvernement, s'excuse de n'être pas orateur. Par le système actuel, on perd pour 20 millions d'azote qui vont à la Seine. (p. 1565-3.) La science ne pouvant pas assainir le fleuve, c'est aux ingénieurs, aux administrateurs à y pourvoir.

Il repousse pour lui et pour la Ville la responsabilité du tout à l'égout. Dès 1864, on se préoccupait de l'assainissement de la Seine. (p. 1567-2.) Il définit ce qu'il faut entendre par filtration, épuration, utilisation. (1569-2.)

Repousse le canal à la mer.

Séance du 15 *décembre* 1888. — M. Maze intervient très sérieusement. Il dit qu'on avait déjà discuté le tout à l'égout lors de l'enquête de 1876. Le Conseil municipal de Paris en vota le principe le 1er août 1886, mais avec des réserves ; en 1887, sans réserves. (1571-1.) Le Conseil général avait demandé à l'Administration qu'elle détermine les superficies qui lui seraient nécessaires. (1571-3.) Il rapporte l'opinion de beaucoup de Comités et Commissions. (1574.) Beaucoup acceptent l'épandage, mais avec les restrictions les plus sages. — Avis du Comité consultatif d'hygiène. (1550-2.) Rapport Cornil, annoté par Pasteur. (1551-2.)

M. Léon Say proclame que le but principal est d'éviter le tout à l'égout.

M. Maze fait le récit du voyage à Berlin de la Commission sénatoriale. Dans cette ville, il a été interdit aux ouvriers de boire de l'eau sortant des drains. (1578-3.) Protestation du Comité consultatif du génie. (1579-1.) Arrêté du Maire d'Achères qui interdit le mélange des vidanges avec les eaux vannes. (1579-3.)

Le projet n'est pas assez étudié, pas assez complet. On n'a pas encore demandé au Sénat d'autorisation pour le tout à l'égout, mais il faut craindre que le projet n'en soit une demande détournée. Il ne résoudra ni l'utilisation agricole, ni l'assainissement du fleuve.

M. Léon Renault combat le projet et demande que le canal à la mer soit étudié par le Gouvernement. (1583.)

Il se produit à la fin de cette séance une discussion hachée et confuse qui ressemble beaucoup à celle qui s'était produite à la Chambre le 24 janvier.

A l'énoncé de la proposition de M. Léon Renault, des impatients demandent la clôture. Sur question du Président, M. Léon Say témoigne le regret de ne pouvoir combattre l'opposition du Ministre au canal à la mer.

On demande si, malgré la proposition Renault, le Sénat restera saisi du projet Cornil. Beaucoup d'interruptions se produisent et se croisent, si bien que M. Georges Martin se plaint qu'on n'entende plus rien.

Le Ministre repousse le projet de résolution Renault. La résolution est rejetée au scrutin par 156 voix contre 117. (1589-1.)

Il apparaît, sans que cela ait été bien spécifié, que le Sénat reste saisi du projet Cornil. M. Le Royer était président, M. Deluns-Montaut ministre.

Séance du 17 décembre 1888. — A la séance suivante, 17 décembre, dès le début, M. Tolain demande l'urgence, qui est repoussée.

M. Léon Say parle du contre-projet de canal à la mer ; ce n'est pas le projet Fournié, qui n'en est que la base. Il faudrait une canalisation fermée dans les égouts ; les matières devraient être stérilisées, mais pas trop diluées. Les amendements proposés par M. Say ont pour but de se précautionner contre les abus du projet et du contre-projet.

La taxe de vidange est prévue à 60 francs.

M. Cornil voudrait la désinfection préalable dans les maisons, dans les hôpitaux.

M. Krantz fait un discours très instructif, très intéressant (1597-3.)

Il est d'avis que les eaux d'égout ont peu de valeur.

Il fait l'examen critique du projet Fournié qui serait très coûteux à établir et à faire fonctionner. Le flux de la mer ramène tout. (1599-2.) Il s'élève contre les prises d'eau en cours de route. (1599-3.) Ce sera long à faire.

« Pensez-vous que pendant 12 ans vous puissiez laisser la Seine dans l'état « d'infection où elle se trouve? Il n'y reste plus assez d'oxygène pour brûler « les matières infectieuses. (1600-1.) La population de Paris est anémiée, « scrofuleuse, par suite d'autres causes. »

Les eaux ménagères transportées hors de Paris sont d'un volume de 138 millions de mètres cubes, et on peut supposer que cela ira bien à 300 millions. (1600-3.)

Conclusions de M. Krantz : L'épuration chimique ne réussit pas; il ne faut pas jeter les égouts dans le fleuve, pas d'immondices à la mer.

Il reste le tout à l'égout et Achères!

M. Léon Say répond à M. Krantz. Il préconise l'utilisation agricole; on ne doit pas mélanger les vidanges aux eaux d'égout; il y a déjà bien assez de souillures dans la Seine. (1602-2.) Il se félicite des critiques de M. Krantz qui permettront de mieux préparer le contre-projet pour la deuxième délibération.

On passe à la discussion des articles du projet du Gouvernement.

M. Léon Say voudrait que les travaux de canalisation jusqu'à Achères fussent placés sous la surveillance des ingénieurs de l'Etat et non sous la direction du Conseil municipal de Paris.

M. de Sal demande que les vidanges ne soient pas amenées à Achères.

Il lui paraît impossible de pouvoir assainir le fleuve avec seulement 800 hectares à Achères; le débit des eaux est d'au moins 180 millions de mètres cubes (1604-1.) et même plus de 180 millions. C'est un projet mal conçu, insuffisant, les éléments fertilisateurs sont gaspillés. (1604-2.)

Les matières les plus riches, celles du collecteur de Saint-Denis, ne sont pas recueillies.

Avis de la Société de Médecine publique, de M. Aimé Girard, de Dumas, de Pasteur. (1606-2.)

Les amendements de M. Léon Say et de M. de Sal sont rejetés par 166 voix contre 59. (1607.)

Les articles 1 et 2 du projet gouvernemental sont adoptés à mains levées.

L'article 3 est réservé et on discute d'abord l'article 4.

Entre temps, M. Bozérian soumet la question des droits de police des maires qui se trouvent amoindris par l'article 4. Le Ministre trouve qu'on s'éloigne de la loi actuellement soumise au Sénat, relative seulement à une aliénation de terrain domanial. Il prétend que la loi municipale de 1884 ne se trouve pas atteinte. M. Léon Clément soutient le contraire.

Le 1er paragraphe de l'article 4 est adopté. (1611-1.) L'amendement des 9,000 mètres cubes par hectare proposé par M. Léon Say, soutenu par M. Maze et combattu par M. Alphand est repoussé.

Les paragraphes 2, 3, 4 et 5 sont discutés et adoptés séparément; l'ensemble de l'article 4 est également adopté.

Séance du 18 *décembre* 1888. — Le lendemain 18 décembre, la cinquième et dernière séance de la première délibération du projet au Sénat, est consacrée au défilé des articles additionnels proposés par MM. Léon Say, Maze et de Sal. Trois d'entre eux sont retirés, l'autre n'est pas jugé indispensable.

L'article 3 qui avait été réservé vient en discussion; c'est l'approbation de la convention entre la Ville et l'Etat. Il est adopté.

M. Bozérian propose un article additionnel demandant que des indemnités pour *tous* les dommages soient réglés par le Conseil de préfecture; il entend comprendre dans ce mot *tous* les dommages causés aux riverains des travaux par les mauvaises odeurs, émanations qui nuiront à l'habitation des immeubles.

Le Ministre répond qu'il s'en remet au droit commun qui se prononce selon les espèces, suivant que les dommages sont directs ou indirects. S'en rapporter à ce sujet à la déclaration de M. Alphand dans la séance de la Chambre, du 14 décembre 1888. M. Bozérian invoquait aussi la jurisprudence du Conseil d'Etat (1855, pour une caserne de Paris, un propriétaire voisin obtint une indemnité de 4,000 francs).

Le Sénat décide de passer à une deuxième délibération qui ne tarda guère.

DEUXIÈME DÉLIBÉRATIOM AU SÉNAT

Séance du 15 *janvier* 1889. — Deuxième délibération, le 15 janvier 1889.

M. Journault débuta en renouvelant la déclaration d'impossibilité d'assainir la totalité des eaux d'égout par l'épandage, en raison de ce que cette opération se trouve suspendue partout pendant la nuit. On prétend en vain que Paris n'est pas assez riche pour subvenir aux frais de son assainissement.

Les trois premiers articles du projet sont votés à mains levées, sans aucune discussion.

Sur le quatrième article, M. Maze demande à réduire l'épandage à 20,000 mètres cubes d'eaux par hectare, au lieu de 40,000. Le danger reconnu résiderait surtout dans l'accumulation d'eaux sur un espace restreint.

M. Cornil, rapporteur, répond que tous les professeurs d'hygiène approuvent l'épandage de 40,000 mètres cubes. M. Alphand oppose à M. Maze l'expérience de Gennevilliers et maintient le taux voté par la Chambre.

M. Léon Say se défend d'apporter dans la discussion aucune passion de clocher, de région contre Paris. La dilution des matières produite par l'afflux d'eau ne tue pas les germes infectieux, elle les répand. Pour faire de l'utilisation agricole, il faudrait 60,000 hectares de terrains. (32-2.)

M. Loubet dit que l'on ira progressivement au maximum de 40,000 mètres cubes. La loi offre des garanties et répond à M. Maze, qui demande où sont les sanctions, qu'on les trouvera toujours à la tribune parlementaire, et dans la législation générale sur l'hygiène.

M. de Sal ne trouve pas toutes ces garanties suffisantes. Les terrains se trouvent en contrebas du fleuve.

L'amendement Maze est rejeté au scrutin par 133 voix contre 102.

Les trois premiers paragraphes de l'article 4 ayant été votés, on aborde le quatrième qui donne la composition de la Commission de surveillance. La Chambre l'avait formée de quatre membres, mais depuis, la Commission sénatoriale y avait ajouté un membre du Comité d'hygiène publique. Cette modification, si elle est adoptée, doit entraîner le retour du projet à la Chambre. M. Deluns-Montaut, ministre, n'accepte pas ce changement. MM. Say et Maze l'appuient, M. Krantz soutient le Ministre et reprend, à titre d'amendement, le texte primitif de la Chambre; finalement c'est la Commission de cinq membres qui est adoptée.

L'article 4 dans son ensemble est adopté.

M. Léon Say propose qu'avant toute irrigation à l'eau d'égout non épurée, il soit procédé à une enquête *de commodo* Bien que la Commission soit défavorable, cet article additionnel est pris en considération et renvoyé à la Commission.

Au début de la séance du 17 janvier, M. Cornil expose longuement les effets de l'enquête *de commodo et incommodo* réclamé par l'article additionnel de M. Léon Say. Il affirme que la loi en discussion ne porte préjudice à personne. Les droits des tiers sont toujours réservés.

M. Léon Say pense que les lois générales ne suffisent pas contre le projet actuel. On va faire à Achères non de l'utilisation, mais de l'épuration; on y mettra trop de fumure.

Le Ministre prétend que l'épandage ne peut être assimilé à un établissecement insalubre et repousse l'article additionnel.

Il est en effet repoussé au scrutin par 143 voix contre 91.

L'ensemble de la loi est adopté.

Cet ensemble ayant été modifié par le Sénat, le projet de loi doit retourner à la Chambre, bien que cette assemblée, en première délibération, ait voté l'urgence.

La modification consiste en ceci que le Sénat a porté à cinq le nombre des membres de la Commission de surveillance, au lieu de quatre; et qu'il a demandé la publication du rapport de cette Commission deux fois par an au lieu d'une.

DEUXIÈME DÉLIBÉRATION A LA CHAMBRE

Séance du 12 mars 1889. — La Chambre reprit la discussion le 12 mars 1889.

M. Raspail considère le projet comme important, non seulement pour la banlieue, mais pour Paris même. Il rappelle que l'article 1er du contre-projet proposé par lui comportant la construction d'un canal à la mer, avait été adopté par la Chambre. Le projet du Gouvernement manque entièrement de franchise. Sous l'étiquette d'utilisation, on ne veut faire à Achères que de la filtration, de l'épuration.

L'assainissement du fleuve doit faire l'objet principal du projet de loi.

Le résultat qu'on obtiendra ce sera de déverser à Achères 90 millions de mètres cubes d'eaux d'égout au lieu de les déverser à Asnières.

M. Camille Raspail rappelle avec raison que c'est son père qui a créé la théorie parasitaire.

Les eaux industrielles sont très chargées de poisons minéraux dangereux.

Les égouts n'ont pas été construits pour recevoir les matières fécales, M. Alphand l'a dit au Sénat.

Il y a déjà 25,000 maisons dans Paris où se pratique le tout à l'égout. Les tuyaux d'évent qui dépassaient les toitures ne sont plus imposés. (552-1.)

L'état sanitaire est moins bon à Gennevilliers et à Asnières qu'à Paris. (552-2.)

La Senne occasionne à Bruxelles des épidémies terribles.

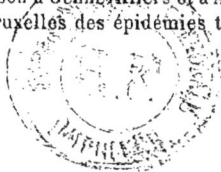

2

On n'a jamais voulu entendre les projets des inventeurs, à Paris. (552-3.) La mer engloutit dans ses profondeurs et ne rejette rien, dit M. Raspail pour appuyer son projet de canal. (553-1.)

M. de la Ferronnays intervient pour faire opposition au projet de canal qui transporterait dans la Somme les inconvénients que l'on repousse pour Seine-et-Oise, en compliquant cette opération d'un parcours de 300 kilomètres.

Les grands réservoirs qu'il faudrait établir seraient pernicieux. Il demande l'adoption du projet voté par le Sénat.

M. Barré, malgré le parti pris évident de l'Assemblée, espère faire revenir la Chambre sur son vote primitif parce que le projet est insuffisant. La seule solution possible, à son avis, est la construction d'un canal à la mer. En ce moment 60,000 tuyaux de chûte apportent leurs déjections à la Seine. (553-3.) On y déverse 132 millions de mètres cubes, on arrivera au bas mot à 200 millions, et depuis sept ou huit ans on met tout à l'égout. (554-1.) Il cherche à justifier le projet Fournié au point de vue financier.

M. Bourneville s'est engagé comme le Ministre à ne pas rouvrir la discussion. La Chambre a déjà longuement discuté le projet, le Sénat l'a adopté, sauf deux légères modifications qu'il indique.

Le rapport Fournié sur le canal a été examiné par M. Krantz et repoussé par le Sénat.

M. Frédéric Passy critique l'argumentation de M. Cornil écartant, au Sénat, la question d'hygiène pour ne retenir que la question de cession du terrain domanial.

A côté de l'utilisation, il y a l'épandage sur des espaces trop restreints.

M. Passy cite un document d'après lequel le Dr Proust aurait donné comme instructions aux Parisiens de s'abstenir des légumes de Gennevilliers, mais cette assertion fut très vivement démentie par M. Bourneville dans la séance du 19 mars. (627-1.)

Il est partisan de l'utilisation, mais non de l'inondation, de la saturation, ni du simple épandage.

La Ville est astreinte à se débarrasser, mais sans infecter les autres.

M. Yves Guyot, ministre des Travaux publics, demande qu'on passe à la discussion des articles, et la Chambre le décide ainsi.

Séance du 16 mars 1889. — Le 16 mars, sur l'article 1er, deux contre-projets sont produits comme amendements, demandant tous deux la construction d'un canal à la mer.

M. Camille Raspail lit son contre-projet dont l'article 1er seul avait été adopté par la Chambre, le 24 janvier 1888. Il renouvelle les arguments déjà présentés. D'après les ingénieurs étrangers fréquentant le littoral, il n'y a pas de danger à redouter du reflux.

M. Frédéric Passy rappelle une opinion émise par M. Cornil sur les microbes :

« On ne sait pas ce qu'ils deviennent, comment ils meurent, quelles sont « leurs propriétés dans l'intérieur de la terre. On ne le saura pas avant de « longues années. »

Une Compagnie peut exécuter le canal, si la Ville ou l'Etat ne veulent pas en courir les risques financiers.

M. Alphand constate que le Sénat ne s'est pas contenté de l'enquête faite en 1876 ; il a fait appel aux lumières des grands corps savants chargés de l'hygiène, et ceux-ci ont été favorables au projet d'Achères. S'ils ont émis parfois des doutes, cela démontre (M. Alphand l'avait déjà dit) qu'en présence de l'impuissance de la science, c'est aux administrateurs à faire le nécessaire. L'amélioration se trouve arrêtée à Toulon par un Conseil d'hygiène opposé au tout à l'égout.

Les administrateurs, à Paris, s'appuient sur des faits : Gennevilliers.

Il fait connaître l'avis du Conseil des Ponts et Chaussées sur le canal. (604-1 et 2.)

Séance du 19 mars 1889. — Dans la séance du 19 mars, M. Michou met en suspicion l'infaillibilité du Conseil d'hygiène de la Seine. Avec humour, il déplore que Paris impose ses résidus à la banlieue ; il plaisante sur les microbes ; et propose l'envoi des eaux d'égout dans les grands jardins, bois et promenades de Paris, même dans les fossés des fortifications. (624-1.)

M. Bourneville réfute MM. Barré et Frédéric Passy. Certains produits minéraux sont moins nocifs qu'on ne croit. Le Dr Proust n'a jamais invité les Parisiens à s'abstenir des légumes de Gennevilliers, mais seulement des légumes crus de partout.

A Novarre on emploie 163 mètres cubes par hectare. (626-2.)

Il demande à la chambre d'écarter le projet de canal et d'adopter les modifications du Sénat.

M. Hubbard dit que le débat revient devant la Chambre parce que le département de Seine-et-Oise s'est mis en mesure de fournir une étude complète du canal à la mer.

Il rappelle l'opinion de M. Brouardel ; il conteste l'avis du conseil d'hygiène du département de la Seine dans lequel on a fait entrer MM. Cornil et Bourneville, pour soutenir les demandes du Gouvernement.

Cela se trouve rectifié dans la séance du 25 mars où il est dit (693-1.) que l'avis du Conseil était donné trois mois avant l'entrée de MM. Cornil et Bourneville.

M. Hubbard demande que la Chambre invite le Gouvernement à étudier un projet sérieux d'utilisation, le projet actuel ne comprenant que l'élimination, l'épuration. Ce qu'on propose par le projet gouvernemental c'est un canal *vers* la mer (par bonds successifs) situé dans la vallée de la Seine. Mais on y trouvera la même villégiature qu'aux environs de Paris. Il détaille l'économie du contre-projet et les résultats financiers. (627, 628.)

Projet de délibération présenté un peu légèrement comme délibération ferme du Conseil municipal, sur un projet Engelhard, invitant le Préfet de la Seine à étudier la création d'un canal à la mer par Méry et les coteaux de l'Oise. Cela fut rectifié à la séance du 25.

La lutte subsiste entre ceux qui veulent diriger les égouts par la vallée de la Seine et ceux qui demandent à les diriger par un territoire qui en a plus besoin. — Qu'on suspende la discussion pour permettre l'étude du canal. Autrement c'est un abus de pouvoir.

Séance du 25 mars 1889. — Le 25 mars a lieu la dernière séance; elle commence par plusieurs rectifications assez vives présentées par M. Bourneville, à des citations faites à la dernière séance par MM. Hubbard et Passy.

M. Frédéric Passy fait l'exposition du contre-projet; il accepte bien l'utilisation, mais non le tout à l'égout; il blâme le déversement de 40,000 mètres cubes à l'hectare. A Berlin, on n'épure que 12 et même 9,000 mètres cubes. (694-3.)

Le déversement à Achères n'est point une solution. Le Ministre devrait faire étudier le canal *vers* la mer avec utilisation sur le parcours.

M. Yves Guyot, ministre des Travaux publics, constate la longueur des débats pour un très léger changement apporté par le Sénat. Il reproduit les réponses du Conseil d'hygiène à la demande faite par la Commission du Sénat (695-2.) ainsi que l'avis du Conseil des Ponts et Chaussées. (696-1).

Le contre-projet Fournié c'est la doublure de l'ancien projet Aristide Dumont. (696-1.)

Gennevilliers offre à l'épandage 1,000 hectares, Achères 800. Il est offert sur les territoires d'Achères 200 et de Méry 500, ce qui, avec ce que fournira (à l'avenir!) la zone Méry-Pierrelaye, 800 hectares, formera un total de 3,300 hectares.

Cela suffit pour absorber les 132 millions de mètres cubes d'eaux d'égout en raison de 40,000 mètres cubes par hectare et par an.

Tout le monde, Seine-et-Oise comme Paris, est intéressé à la réussite du projet. — Sur les 539,000 hectares de Seine-et-Oise, 3,000 seulement seront atteints. (D'après l'Annuaire de la Préfecture de 1896, la superficie de Seine-et-Oise est de 360,386 hectares.)

Le Ministre a charge d'empêcher la pollution des rivières. (696-3.)

Seine-et-Oise a soulevé la question dès 1864 en se plaignant de l'infection de la Seine. — Elle a été soulevée de nouveau en 1874 et c'est le 22 août 1874 qu'une Commission, composée de représentants du Ministère des Travaux publics, du Conseil municipal, de la Préfecture de la Seine et de la Préfecture de Police, a étudié la question.

Le rapport de la Commission [indiquant comme solution l'épandage des eaux d'égout dans la forêt de Saint-Germain, date du 12 décembre 1874.

Une décision du 24 juillet 1875 ratifie ce rapport.

Le premier avant-projet remonte au 2 mars 1876.

L'enquête date du 31 mars 1876.

M. Camille Fouquet fait une interruption pour dire que l'enquête n'a pas été faite sur le projet actuel.

Le Ministre répond pour affirmer le contraire.

Le projet définitif date du 20 décembre 1880.

L'avis du Conseil général des Ponts et Chaussées est du 24 janvier 1881.

Enfin, le premier projet de loi a été présenté en 1884; il a été repris en 1886 et c'est celui-là qui est en discussion.

De nouvelles études sur le projet Fournié entraîneraient de nouvelles lenteurs et la Seine continuerait d'être polluée, alors que le Gouvernement veut arrêter cette pollution. (697-1.)

« Quant à Paris, peu lui importe que les poissons meurent à Chatou et que « les riverains soient infectés ! ». (697-1.)

Le Ministre invoque de nouveau l'expérience de Gennevilliers et des villes de l'Étranger.

Les adversaires de l'épandage sont des réactionnaires.

Nous voulons transformer l'eau de Seine en eau pure à l'aide d'un creuset naturel qui s'appelle la végétation. (697-2.)

La Chambre, consultée sur le contre-projet Camille Raspail, Barré, De Mortillet, Colfavru et Remoiville, répond au scrutin par 355 voix contre et 207 pour. Le contre-projet n'est donc pas adopté.

L'article 1er de la Commission est ensuite adopté.

Les articles 2, 3 et 4 sont adoptés également.

M. Frédéric Passy présente alors un article additionnel pour obliger la Ville de Paris à fournir d'eau potable les communes où l'alimentation serait compromise par la pollution de la nappe souterraine.

Le Ministre repousse cet article additionnel qu'il considère comme une manœuvre parlementaire qui entraînerait de nouveaux retards.

La Chambre, consultée sur la prise en considération de l'article Passy, le repousse au scrutin par 306 voix contre 223. (698-1.)

L'ensemble du projet de loi, mis aux voix, est adopté.

Discussion de la loi de 1894

Ce n'est que cinq ans après la promulgation de la loi sur l'épandage ou loi d'Achères, que parvient au Parlement le funeste principe du tout à l'égout.

L'application de la loi de 1889 n'avait pas manqué de susciter, indépendamment des nombreuses protestations de tous les corps élus du département de Seine-et-Oise, Conseil général, Conseils d'arrondissement et Conseils municipaux, celles de toutes les populations riveraines de la Seine qui constataient avec effroi l'empoisonnement de plus en plus prononcé du fleuve.

Toutes ces plaintes, qu'ils prirent pour des résistances contre la Ville, irritèrent les membres du Parlement.

Quelques-uns pensèrent trouver dans l'application complète et absolue du système d'assainissement de Paris inventé par les ingénieurs de cette ville, appuyé par le Gouvernement, le remède à ces doléances et en même temps mettre fin à l'infection du fleuve.

Le 25 octobre 1892, la Chambre des Députés, sur la proposition de M. Trélat, vota un ordre du jour ainsi conçu :

« La Chambre regrettant que le plan d'assainissement de la Seine et de « Paris, fixé depuis vingt ans, n'ait pu encore que partiellement être exécuté,

« invite le Gouvernement à prendre et à proposer les mesures nécessaires
« pour en amener le prompt achèvement. »

Un nouveau projet de loi, qui devait amener la loi de 1894 fut déposé, le
20 juin 1893, par M. Charles Dupuy, ministre de l'Intérieur. Mais la législature
1888-1892 qui l'avait provoqué, laissa à la Chambre suivante le soin de dis-
cuter et voter sur cette grosse question.

La nouvelle Chambre reçut le projet de loi le 21 novembre 1893.

Dans un rapport assez bref de M. Mesureur, déposé à la Chambre le 20 janvier 1894, les idées nouvelles, sous le titre d'assainissement de Paris et de la
Seine sont exposées nettement et se résument en deux aphorismes :

Tout à l'égout, dit M. Mesureur, c'est-à-dire utiliser le réseau des galeries
souterraines pour obtenir l'évacuation de toutes les matières usées ou fer-
mentescibles, de tous les détritus de la vie avec l'eau pour véhicule. Pour cela,
compléter le réseau, adapter à leur nouveau rôle les artères défectueuses,
doubler celles qui sont insuffisantes et, comme accessoire, augmenter le
volume d'eau disponible afin d'appliquer rigoureusement la règle tutélaire
« circulation partout, stagnation nulle part ».

Rien à la Seine, autrement dit fermer cet exutoire qui vomit aujourd'hui dans
le fleuve, près d'Asnières, des torrents d'eaux sales et le contamine sur une
longueur sans cesse croissante.

On ne voit pas bien ce que la « circulation partout » peut avoir de tutélaire appliquée à semblable matière, pas plus que la stagnation.

Mais ce qui est bien constaté par le rapporteur de 1894, c'est qu'au bout
de cinq ans d'épandage à Achères *l'exutoire de torrents d'eaux sales débouche
toujours dans la Seine à Asnières*.

Ce double axiome de M. Mesureur, « Tout à l'égout, Rien à la Seine », est
évidemment contradictoire puisque les égouts se jettent dans le fleuve. Pour
être vrai il devait dire : « Tout à l'égout, Tout à la Seine ».

La loi de 1894 est dite de l'assainissement de Paris et de la Seine, alors
qu'en réalité, si elle avait en vue d'assainir Paris, elle ne pouvait très certainement, pour le fleuve, que l'empoisonner, en y faisant projeter les produits
des cabinets d'aisances, dont une bonne partie, jusqu'alors, avait été distraite
pour diverses utilisations chimiques dans les usines environnantes.

Discussion de la loi de 1894 à la Chambre.

La loi du tout à l'égout fut mise en discussion à la Chambre à la fin du
mois de février 1894 ; cela dura cinq séances et il n'y eut qu'une délibération,
l'urgence ayant été prononcée.

Séance du 24 février 1894. — M. Berger prit le premier la parole. Il s'agit,
dit-il, de débarrasser chaque jour les rues, les sous-sols et les maisons de
Paris des ordures ménagères, des eaux vannes d'égouts et des excreta de deux

millions et demi d'êtres humains et huit cent mille habitants de la banlieue. (332-3.)

Il y aura encore de grands travaux à faire et de grandes dépenses, dont le total peut être évalué à 144 millions et demi de francs; 27 millions sont déjà autorisés par la loi de 1892, qui comprenait 200 millions; il ne resterait donc que 117 millions et demi à emprunter.

Les propriétaires seront, d'autre part, astreints à dépenser, pour 115,000 fosses à transformer, environ 150 millions, dans leurs 81,000 immeubles.

La taxe de vidange à payer annuellement aussi par les propriétaires s'élève à 115 millions de francs; c'est le gage de l'emprunt à contracter.

On a redouté la dépense qu'aurait occasionnée l'incinération des détritus. Les divers autres systèmes créent la ceinture puante des dépotoirs. La conduite de 210 kilomètres vers la mer semble naturelle pour envoyer tout cela au loin. La dépense du canal évaluée à 90 millions peut être réduite à 75; ce mode paraît le plus pratique. Mais le Gouvernement a préféré l'épandage pour culture maraîchère.

M. Berger recommande l'observation des règles inscrites dans la loi de 1889. Les ingénieurs, se demande-t-il, sont-ils sûrs des résultats, et n'allons-nous pas créer des dépôts fécaux, des marais au milieu de centres habités? A Berlin on a des cloaques et des procès; les villes anglaises ne sont pas d'un exemple encourageant.

Les 3,500 hectares sur lesquels compte la Ville seront absolument insuffisants (333-3.) pour l'évacuation de 140 millions de mètres cubes d'eaux d'égout de Paris et 160 millions avec la banlieue.

Les expériences de Gennevilliers sont-elles bien concluantes?

Le Ministre devrait demander 60 millions de plus pour avoir plus d'eau pure. Deux conditions essentielles pour l'assainissement des villes, dit le Dr Proust, sont d'avoir abondance d'eau pure et l'évacuation rapide des excreta (335-3).

Pour la transformation des cabinets d'aisances, il faut compter une dépense de 500 à 2,100 francs par immeuble.

Pas de tout à l'égout avant d'avoir beaucoup d'eau.

« Je vous en prie, ne vous lancez pas dans cette grosse aventure du tout à « l'égout avant d'avoir pris toutes vos précautions techniques et financières. (336-2.) »

M. Bourgoin, des Ardennes, docteur-pharmacien-chimiste. — Malgré toutes les études faites on n'est pas bien fixé et il se présente beaucoup de divergences. Le tout à l'égout comprend actuellement à peu près le quart des eaux résiduaires; le projet offre la seule solution possible.

Les égouts, conception de Belgrand, n'ont pas été construits pour recevoir les matières fécales. (337-2.)

Il donne plusieurs renseignements intéressants, les quantités d'eau dans diverses villes (337-2.), l'incinération des ordures ménagères, description de l'électrolyse, réactifs chimiques, la chaux, aperçus sur le système Fournié. (339-1.) Le canal ne peut être établi parce que la mer repousse impitoyablement toutes les eaux résiduaires qu'on veut lui incorporer.

Il explique et préconise l'épandage. (340.)

M. Bourgoin voudrait ramener le poisson en Seine. Les alluvions du fleuve sont très favorables à l'épandange. Il faudrait 7 à 8,000 hectares de terrains. M. Hubbard disait 12 à 15 mille. Le chiffre de 40 mille mètres cubes d'eaux par an par hectare est trop élevé. Comme MM. Berteaux et Cochin il repousse la culture par la Ville elle-même. Expérience des poules pour prouver que les microbes qui ont traversé le sol sont inoffensifs. Quatre questions et réponses à la Commission du Sénat qui avaient été soumises au Conseil d'hygiène et de salubrité du département de la Seine, en 1888. (342-2.)

M. Gauthier de Clagny constate que Paris demande : 1º à organiser son assainissement par le tout à l'égout ; 2º et celui du fleuve par l'épandage.

Les maires des communes pourraient bien refuser de recevoir l'épandage, alors il faudra laisser l'écoulement à la Seine. La ville va aussi polluer l'Oise. (353-1.)

Il faut compter sur 200 millions de mètres cubes d'eaux par an, il faudra donc beaucoup de terrains d'épandage. Difficultés de cette opération. (353-2.)

Il y a d'autres solutions, il faut en choisir une. Le projet est un leurre si on n'a pas la déclaration d'utilité publique. (354-3.)

Séance du 26 février 1894. — M. Mesureur, rapporteur, proclame que ce n'est pas la Ville, mais bien le Gouvernement qui est responsable du projet actuel.

Il rappelle diverses phases de la question ; la motion Trélat, une lettre de M. Viette, ministre des Travaux publics, qui est page 361-2, refusant à Chatou le débouché de ses égouts. Délibération du Conseil de Chatou.

Sur 1,150 kilomètres d'égouts, il n'y a plus que 225 kilomètres à construire. (355-3.)

La Ville a fait tout ce qu'elle pouvait *pour elle.* (356-1.)

Le projet doit donner à la Ville des ressources propres à l'acquisition de terrains d'épandage plus considérables.

M. Berteaux ne fait pas d'opposition systématique au projet, il demande le contrôle des Chambres sur l'exécution des plans. La Ville n'a pas de plan bien arrêté. Depuis déjà cinq ans il n'y a rien à Achères.

La Chambre ne doit pas autoriser l'emprunt dans son entier. Les travaux d'égout doivent précéder l'épandage. Veut-on faire l'épandage intensif? Quel est le débit total des égoûts? Quelles sont les surfaces disponibles?

Si la Ville fait elle-même de la culture maraîchère, elle ruine les maraîchers de la région.

Le débit des égouts sera de 210 millions de mètres cubes et il faudra 5,250 hectares de terrains d'épandage. (359-1, 360-3.)

Gennevilliers n'utilise pas tout ce qui passe au compteur.

Il fait les menaces de toutes les voies légales.

Le cahier des charges établi en 1892 par l'Assistance publique proscrit l'usage des légumes de Gennevilliers dans les hôpitaux de Paris. (359-3.)

Lettre de M. Lacombe, maire de Gennevilliers (360-1), du 21 décembre 1893.

A l'enquête il y a eu 700 signatures d'opposition,

Il faudra revenir au projet Fournié. Examen rapide de ce projet. Difficultés pour la continuité de l'épandage.

Il y a 145,000 cabinets d'aisances et seulement 9,000 chutes de déversement dans les égouts. Le fleuve, un jour, sera empoisonné seize fois plus. (360-3.) Le projet actuel n'aura pour effet que d'empoisonner davantage le fleuve. (361-1.)

La loi qui donne cinq ans à la Ville pour être prête est bien hasardeuse.

La taxe de vidange doit rapporter 8 millions à la Ville.

Séance du 27 février 1894. — M. Georges Berry, député de Paris, dit qu'on va faire non pas l'assainissement de Paris, mais son empoisonnement. (365-3.)

Déjà, en 1854, Belgrand a essayé d'appliquer le tout à l'égout. (365-3.)

Belgrand, dit M. Berry, a dit que le système n'est possible que dans les égouts ayant une pente suffisante; aucune chasse d'eau ne peut laver les égouts sans pente. (366-1.) Alphand disait, le 20 septembre 1880, que le système de nos égouts ne saurait se prêter au tout à l'égout; la stagnation y serait inévitable.

La Chambre ne sera pas éclairée puisqu'elle n'entendra des savants *que pour* le projet. Le Conseil municipal de Paris fut tout d'abord opposé au tout à l'égout; c'est l'Administration qui y travaillait. Ce n'est qu'en 1884 que le Conseil donne quelques voix de majorité au système.

Epandage, bizarre théorie du Préfet sur les microbes. (366-3.) Opinion de M. Pasteur, en 1881. Opinion sur Gennevilliers des trois commissaires Dumas, Pasteur, Lauth. (367-1.)

M. Georges Berry demande l'ajournement et une enquête par la Chambre elle-même.

M. Proust, inspecteur général des services sanitaires. — Examen de la situation en eau de source de diverses capitales. Il compare ensuite les divers systèmes de vidange avec le tout à l'égout. (370-1.)

Avec les procédés chimiques il reste toujours de grandes quantités de matières dont on ne sait que faire. (370-1.) Explications sur la théorie microbienne. L'eau, une fois filtrée, ne renferme plus de microbes. Les organismes infectieux sont détruits avant d'arriver à $0^m,40$ dans la terre. (373-1.) Démonstration des bons effets du tout à l'égout dans les villes où il existe. (373.) Adolphe Carnot a dit que 30 à 35,000 hectares étaient disponibles dans la vallée de la Seine pour l'épandage.

Expériences d'épuration, (375-1.) on a répandu par hectare et par an 105,000 mètres cubes au minimum, 337,000 au maximum — et encore 210,000 au minimum et 347,000 au maximum, et les bassins de Lawrence ne sont pas saturés.

Les rigoles de Gennevilliers ne gèlent pas. (375-2.) Difficultés du canal à la mer. (375-2.)

En résumé, depuis un siècle, Paris empêche l'infection de la Seine, d'abord dans la traversée de la ville; maintenant, il cherche à en faire autant en Seine-et-Oise,

M. Proust demande que les études soient déclarées terminées et qu'on en finisse avec le projet d'assainissement.

A la suite de la séance du 27 février 1895, la discussion se trouva suspendue, nous ne savons pas bien pour quelles raisons, et ne fut reprise que deux mois après, le 24 avril.

Séance du 24 avril 1894. — M. Amodru ne comprend pas qu'on puisse déverser les matières de vidange dans les égouts qui les promènent pendant 12, 15, 18 jours dans le sous-sol parisien, délai nécessaire pour les transporter de leur point de départ au collecteur de Clichy. (615-3.)

Il repousse l'épandage qui s'appliquera à la masse énorme de 200 ou 210 millions de mètres cubes par an. L'irrigation intensive projetée à Achères et Méry présente des dangers sérieux.

Les eaux qui sortent des drains, à Gennevilliers, ne sont pas pures, les analyses Miquel le prouvent. (616-1.) Les expériences Piefke, sous le contrôle de Koch, ont démontré que les microbes vivent dans le sol, virulents, et sont entraînés dans les eaux souterraines. (616-2.) Exemples positifs.

L'azote nitrique rejeté par les drains, c'est une perte. Il réfute l'opinion de M. Proust, au sujet de l'épandage. Il a posé lui-même deux questions à Pasteur, qui a répondu : « Les microbes ne disparaissent pas dans le sol. « L'irrigation agricole appliquée aux prairies et aux cultures de céréales « serait moins dangereuse qu'appliquée intensive aux cultures maraîchères. « (619-1.) »

M. Vaillant reproche aux députés de Seine-et-Oise de répéter les mêmes choses. Il trouve que 40.000 mètres cubes ce n'est pas trop ; on pourrait demander davantage. A Berlin les eaux d'égout sont quatre fois plus concentrées qu'à Paris. L'expérience Miquel justifie l'épandage. (620-3, 621-1.) L'épuration doit précéder l'utilisation. (621-2.)

Paris veut non seulement l'assainissement de la ville, mais celui de la Seine. (621-3.)

Le projet est complet, il constitue un canal vers la mer, mais il n'ira pas jusque-là ; les eaux seront utilisées auparavant.

M. Poubelle, préfet. — Le projet semblait devoir aller plus vite ; la question a toujours appelé la plus vive et la plus ardente opposition. Il rappelle l'injonction à la Ville par suite de l'ordre du jour Trélat, du 25 octobre 1892, et il refait l'historique de la question.

La loi a réuni l'épandage et l'utilisation agricole avec épuration. Avec 10 ou 15,000 mètres cubes par hectare, on aurait un maximum d'utilisation des matières. Paris a pris un moyen terme. Il veut surtout assainir le fleuve. On ne cherche pas à faire de l'agriculture théorique. On a employé 40 et 50,000 mètres cubes par hectare à Gennevilliers (625-2.), cela fait un bloc de 4 mètres et même de 8 mètres de hauteur, soit 11 litres par mètre carré.

A Reims, l'irrigation continue par la gelée ; elle peut se faire la nuit.

Achères, c'est une affaire terminée(?) Méry donnera 810 hectares. On ne veut pas faire concurrence aux horticulteurs, on fera des prairies.

Il repousse le canal à la mer comme inutile. On épure 32 millions de mètres cubes. Le reste va à la Seine. L'eau est claire dans Paris, on veut en faire autant plus loin. La vidange est très chère à Paris et l'eau y entre pour les trois-quarts. (628-1.)

L'urgence est déclarée, de telle sorte qu'il n'y aura pas de seconde délibération.

M. Marcel Habert présente une motion tendant à voter les fonds pour adduction d'eau et les égouts mais à ajourner ce qui concerne l'épandage, éloigner les charges d'épandage. Il demande le renvoi à la commission.

Le renvoi est rejeté par 390 voix contre 102 (629-3).

La Chambre décide de passer à la discussion des articles.

Séance du 28 avril 1894. — M. Berteaux reste toujours inquiet; il fait remarquer qu'il n'y a rien de commencé à Achères; il présente à l'article 1er un amendement tendant à supprimer le paragraphe 1er, relatif aux travaux d'adduction et d'élévation des eaux d'égout; cela avait été déjà repoussé à la dernière séance. Discours de choses déjà dites plusieurs fois.

M. Denis Cochin reconnaît que l'épandage n'aurait pas d'inconvénients si la dose d'eaux n'était pas excessive; il faudrait l'étendre sur de grandes surfaces. Son amendement est accepté par la Commission.

L'amendement de M. Berteaux est repoussé.

L'article 1er, en trois paragraphes, est adopté.

L'article 2, relatif aux déversement obligatoire des latrines dans les égouts, est adopté sans discussion!! (645-2.)

Adopté sans discussion, sans scrutin, sans observations, même de la part de la députation de Seine-et-Oise, qui s'était montrée jusque-là si vaillante; hypnotisée par l'idée du canal à la mer, elle n'a pas réservé ses forces, concentré tous ses moyens pour s'opposer à cet article funeste qui devait nécessairement nous envoyer, en Seine-et-Oise, dans la Seine, ces déversements pestilentiels. Il eut fallu, du moins, obtenir, qu'ils n'eussent lieu que lorsque seraient prêts les égouts et les champs d'épandage.

Cette dernière tentative était réservée au Sénat, mais hélas! inutilement encore.

M. Berteaux renouvelle l'indication du désaccord entre les deux délais donnés à la Ville, de trois ans pour exiger le tout à l'égout de la part des propriétaires, et de cinq ans pour que les champs d'épandage soient prêts. Démonstration un peu confuse.

M. Poubelle dit que Paris a le tout à l'égout depuis longtemps et qu'il n'est pas besoin d'une loi pour l'autoriser.

Il faut remarquer que le projet de loi ne fait pas que l'autoriser, il le *prescrit* aux propriétaires, ce qui permettra la perception de la taxe de vidange.

Il se produit à cette séance un chassé-croisé de votes des articles et paragraphes d'articles bien fait pour dérouter les attentions les plus soutenues.

L'article additionnel ou amendement proposé, sur l'article 6, par M. Berteaux est, comme les autres, rejeté et l'article 6 est adopté comme il a été lu (646-1.), du moins c'est ce qui est annoncé par le président (647-3.),

M. Dupuy; mais *lu* ne veut pas dire adopté, voté; en réalité cet article 6 n'a été adopté que par la simple déclaration du président.

Suit une série de dispositions additionnelles :

La première par M. Brincard qui demande l'épandage à 12,000 mètres cubes par hectare.

M. Bechmann intervient; visite de M. Amodru à Gennevilliers. La disposition est rejetée par 334 voix contre 165. (650-3.)

La deuxième disposition, par M. Berteaux, pour interdire la culture horticole, et demander le contrôle des opérations par des commissions permanentes.

Le Préfet répond que les mesures de contrôle sont déjà prises par la loi du 4 avril 1889, relative à l'acquisition des terrains d'Achères. (651-2.)

M. Berteaux fait à ce moment une interruption bien surprenante en disant : « Cette loi n'a rien à voir avec la question actuelle, c'est une loi spéciale! »

C'était donner à M. Poubelle la réplique facile qu'il n'a pas manqué de produire en lisant à la Chambre les conditions dans lesquelles, d'après cette loi, la Ville pourrait opérer, fixant le maximum d'épandage et nommant une Commission de cinq experts. (651-2.)

M. Brincard fit alors remarquer que le projet de loi en discussion à ce moment ne disait rien de ces conditions relatées dans l'article 4 de la loi de 1889, et demanda que le texte en fût ajouté à l'article 6 soumis à la Chambre.

La Commission déclara vouloir faire droit à la demande de M. Brincard, et consentit à ajouter au texte de l'article 6 déjà voté, les mots suivants : « dans les conditions prescrites par l'article 4 de la loi du 4 avril 1889. »

Cette clause est la seule qui, dans la loi de 1894, protège l'assainissement de la Seine, et il nous paraît intéressant d'avoir fait connaître comment elle y a été introduite.

L'amendement de M. Berteaux est rejeté.

Une troisième disposition additionnelle de M. Rameau est retirée.

La quatrième, de M. Delbet, sur le mode d'emploi des eaux, n'est pas adoptée.

La cinquième disposition additionnelle, de M. Lebaudy, contre les déversements en Seine, n'est pas adoptée.

La sixième, par M. Berteaux, demandant de l'eau potable pour les communes qui en seraient privées par les irrigations, est repoussée par 362 voix contre 132. (654-1.)

M. Mesureur, rapporteur, rappelle à nouveau les termes de l'article 6, qui, il faut le remarquer, n'est toujours pas voté.

L'ensemble du projet de loi mis aux voix, est adopté par 412 bulletins contre 83. (654-1.)

Discussion de la loi de 1894, au Sénat.

Le passage de la loi de 1894 au Sénat ne fut pas de longue durée; aussi, les grands noms du Palais du Luxembourg, qui avaient soutenu, en 1885, les intérêts de Seine-et-Oise étaient disparus. Journault, Maze, Léon Say. Ils furent cependant très honorablement continués par un nouveau sénateur qui devait bientôt, lui aussi disparaître, M. Hamel.

Séance du 21 juin 1894. — La discussion, qui ne dura que deux séances, commença le 21 juin 1894, par un exposé sommaire du projet, par M. Cornil, rapporteur.

« Le projet comporte les mesures financières pour l'achèvement des travaux « d'assainissement commencés depuis trente ans. C'est la conséquence néces- « saire de la loi du 4 avril 1889 sur l'utilisation agricole des eaux d'égout et « l'assainissement de la Seine. » (567-2.)

Les discussions passées semblent à M. Cornil devoir être suffisantes ; l'opposition lui paraît bien diminuée. (567-3.)

La loi du 24 juillet 1891, approuvant un emprunt de 36 millions pour Marseille, a été votée sans discussion ; elle est passée inaperçue.

Le projet donne le moyen le plus sûr de débarrasser la maison, les cuisines, les cabinets. (568-1.)

Le meilleur moyen d'utiliser et d'épurer, c'est de donner à l'agriculture, de déverser sur le sol qui transforme les matières azotées en nitrates solubles absorbables. (568-1.)

L'adduction d'eau pure à Paris ne rencontre aucune opposition. Le tout à l'égout fonctionnera dans tous les immeubles dans quelques années.

Les rues comportent 1,150 kilomètres d'égouts ; 900 kilomètres sont construits. Il faut reconstruire ou enduire de nouveau en ciment 470 kilomètres en 10 ou 12 ans. (568 2.)

Les dépenses des propriétaires sont réparties sur 12 ou 15 ans. (568-3.)

Il existe à Paris (en 1894) 10,700 maisons qui envoient directement à l'égout ;

	64,000	qui possèdent des fosses fixes ;
	16,000	des fosses mobiles ;
	3,400	des tinettes filtrantes.

Il existe donc à Paris 94,100 maisons. (568-3.)

Paris produit chaque année 140 millions de mètres cubes d'eaux (569-3.)

La Seine est infectée (569-1.)

M. Hamel énonce que Paris se dispose à traiter Seine-et-Oise en pays conquis (570-1.) C'est le Gouvernement qui a poussé le cri d'alarme, mais un peu tard, sur l'infection de la Seine.

Il admet le tout à l'égout mais à certaines conditions rigoureuses, dont la plus essentielle à nos yeux c'est que le fleuve ne reçoive rien des matières fécales.

Histoire de Gennevilliers. C'est la ville et non le village qui a demandé l'épandage ; difficultés, procès, demande de déclaration d'utilité publique.

Gennevilliers est la plate-forme de la question. (570 et 571). (*Voir ci-après*).

Les gens de cette commune n'y meurent pas, ils vont tous à l'hôpital. (571-3.)

Appel à Pasteur, à Miquel.

Etat des terrains à Achères, Méry, Les Mureaux. (572-2.)

M. Hamel fit, en résumé, un très beau discours qui pouvait impressionner ses collègues, s'ils n'avaient eu déjà leur opinion arrêtée.

Il proteste contre les eaux provenant des drains. (573-2.)

Il propose le canal à la mer.

Projet de délibération au Conseil municipal de Paris, en 1880, par M. Cadet, pour l'établissement de ce canal, est repoussé seulement à quelques voix de majorité. (574-1.)

M. Poubelle combat M. Hamel et le canal à la mer qui coûterait 100 millions de plus que le projet, et remettrait encore à plus tard l'assainissement de la Seine. (576-1.)

Reprend le récit des opérations de Gennevilliers. Le refus des légumes par l'assistance publique est le fait d'un employé qui est mort. Donc le fait est réel, et peut-être même l'employé a-t-il été victime des légumes!

Le Préfet reconnaît que le voisinage des champs d'épandage déprécie les terrains destinés aux constructions. (577-1.) — Communes qui demandent l'épandage. (577-2.)

Par le canal on perd les engrais. Il cherche à justifier les 40.000 mètres cubes par hectare. (579-1.)

M. Guyot dévoile le subterfuge des péniches à soupapes de Saint-Denis. La trépidation des voitures dans les rues produit des fissures dans les parois des fosses fixes et des égouts. (580-2). Que fera donc le métropolitain souterrain? — Fleuve stercoral le tout à l'égout !

Il signale les inconvénients des délais de 3 ans pour la déjection dans les égouts et de 5 ans pour la préparation des champs d'épandage.

Les drains eux-mêmes empoisonnent la Seine. (581-1.)

M. Guyot signale les tromperies dans la relation des essais faits à Berlin. Il accepterait volontiers tout autre système, Berlier, Liernur, etc., mais pas celui du projet. (581-3.)

Séance du 22 juin 1894. — M. Bechmann ne veut pas rentrer dans les détails techniques. (583-3.) — Il réfute l'infection du fleuve stercoral. (584-2.) Nombre de microbes (585-1.) — Les divers systèmes ont été examinés (585-2.) — Revue de ces systèmes en 1894. (586-1.)

M. Proust répond à M. Guyot qu'il n'y a pas de choléra aux environs de Paris. — Chiffres. (587-3.)

L'empoisonnement de la Seine est produit aussi par les communes du département de Seine-et-Oise. (588-3.)

M. de Freycinet veut défendre une cause ancienne pour lui. Conditions d'assainissement ; Avoir de l'eau pure, éloigner vite les détritus. Le canal à la mer dangereux, barbare. (590-3.)

Ce qu'on demande aujourd'hui, ce n'est pas le principe de l'épandage fixé par la loi de 1889, mais seulement les voies et moyens de réaliser cette loi; c'est la continuation de ce qui a été décidé en 1889. (591-3.)

M. Poubelle demande l'urgence, elle est déclarée.

On décide de passer à la discussion des articles.

M. Hamel développe son contre-projet ayant pour but d'inviter le Gouvernement à étudier et à présenter d'urgence aux Chambres, un projet de construction d'un canal à la mer, entre la Somme et l'Authie pour y conduire les eaux d'égout de Paris. C'est, dit-il, la conséquence de 1889. C'est le moyen le plus simple de désinfecter la Seine (592-2.) La mer n'en sera pas troublée, la preuve en est donnée par ce qui se passe à Marseille. Le port et la ville de Marseille se trouvent complètement assainis. Tout est versé à un endroit où il n'y a pas d'habitations et ne peut nuire à personne. On n'a pas trouvé de champs d'épandage et les richesses fertilisantes se trouvaient perdues. (593-2.)

Avec le contre-projet, on trouvera ces terrains, et ce sera un véritable bienfait pour les riverains. Confier le canal à l'industrie privée pour aller plus vite. (593-2.)

Le Commissaire du Gouvernement se borne à dire que le Gouvernement repousse le contre-projet

Le contre-projet n'est pas adopté.

L'article 1er est adopté.

Sur l'article 2, M. Maret fait remarquer qu'il n'y a nulle part les conditions que se soit imposées la Ville à elle-même pour que ses égouts puissent être mis en service.

Il suffira pour le propriétaire qu'il y ait un égout n'importe dans quelles conditions.

Cette pratique prématurée et presque universelle augmentera l'infection du fleuve dans une énorme proportion.

8.700 chutes, bien que Gennevilliers prenne 32 millions de mètres cubes, causent l'infection que nous connaissons, mais si la moitié seulement du reste, soit 70.000 chutes s'y déversait avant que l'épandage fût assuré, on peut se faire une idée de ce que ce serait.

M. Maret propose un amendement pour dire que le délai de trois ans ne commencera à courir que du jour où la ville de Paris aura assuré l'épandage dans les conditions prévues par l'article 6. (593-3.)

M. Poubelle croit qu'il est facile de rassurer M. Maret. Le projet dit que dans cinq ans la ville ne devra plus rien projeter en Seine qui ne soit épuré. Il y a un règlement municipal qui impose les conditions pour pouvoir faire le tout à l'égout.

Il y a encore beaucoup de matières enlevées par le système de vidanges et qui sont déversées à la Seine au lieu d'être utilisées par les fabriques de sulfate d'ammoniaque. (595-2.)

Enumération des matières qui vont encore à la Seine directement en en dehors des eaux d'égout. (595-2.)

Le ville, dit M. Poubelle, n'autorisera les déversements que lorsque les égouts seront dans les conditions voulues. L'intérêt de la Ville est une garantie de bonne exécution. Dès 1895, la Ville épurera 32 millions de mètres cubes de plus par an. La question agricole vient en second ordre dans les préoccupations de la Ville. (595-1.)

M. Poubelle demande le rejet de l'amendement Maret.

Les deux paragraphes non contestés de l'article 2 sont votés.

Le paragraphe additionnel de M. Maret est rejeté.

Les articles 3, 4 et 5 sont adoptés à mains levées.

A l'article 6, M. Maret propose un amendement tendant à n'admettre que 12.000 mètres cubes par hectare pour l'épandage. Il y aura trop de matières avec 40.000 mètres cubes. On retire en moyenne 10.000 mètres cubes de matières par an à chaque barrage, de Paris à Rouen, et il y a huit barrages : Bougival, Andrésy, Meulan, Méricourt, Villey, La Garenne, Poses et Martot. jusqu'à Mézy, il y a encore beaucoup de matières solides.

M. Cornil, rapporteur, répond qu'à certaines cultures, il faut bien plus de 40.000 mètres, jusqu'à 100 et 170.000.

L'amendement de M. Maret n'est pas adopté.

Les articles 6 et 7 sont adoptés.

L'ensemble de la loi est adopté au scrutin par 201 voix contre 26.

OBSERVATIONS

SUR LES DEUX LOIS D'ASSAINISSEMENT

Nous croyons devoir faire suivre les deux lois d'assainissement de quelques observations.

Il faut remarquer tout d'abord le manque de franchise qui a présidé à leur élaboration. « Le titre de ce projet, disait M. Raspail, nous cache la vérité qui est au fond. Ce n'est pas un projet d'utilisation, c'est un projet d'épuration. C'est la seconde étape de ce qui a été pratiqué jusqu'à présent à Gennevilliers. » (*Chambre, 21 janvier* 1888, 82-1.)

« Devant le Conseil municipal, on n'a jamais osé présenter le tout à l'égout d'une façon complète; on n'a jamais osé le faire voter du premier coup. On s'y est toujours pris par petits morceaux, en réalisant pas à pas, dans la pratique, avant d'en faire l'objet de la discussion publique, les projets particuliers à certains ingénieurs de la Ville, tant on avait peur que le Conseil fût effrayé des dépenses ou de la campagne où l'on s'engageait contre la grande banlieue de Paris; on n'abordait les grands côtés de la question que quand on voulait éblouir par des théories scientifiques l'esprit de l'assemblée. » (*Hubbard, Chambre,* 17 *janvier* 1888.)

C'est sous l'étiquette des mots assainissement de la Seine qu'on a enlevé le vote du Parlement, alors que la préoccupation essentielle était d'asssainir la ville seulement. C'est d'ailleurs le seul résultat qu'on croit avoir obtenu, l'assainissement des maisons d'habitation et l'assainissement du fleuve dans la traversée de Paris; résultat complètement incertain et discutable.

Les rapporteurs ont tous fait étalage des expressions assainissement de la Seine et utilisation agricole et les deux lois n'ont produit ni l'un ni l'autre.

On doit seulement reconnaître que le service municipal a toujours et résolument suivi les projets primitivement conçus et qui doivent être signalés.

Il y a eu un projet de loi présenté aux Chambres en 1875 (?) qui différait assez sensiblement du projet présenté en 1880, ce dernier destiné à devenir la loi de 1889. (*Maze, Sénat,* 14 *décembre* 1888.)

C'est à ce projet que se rapportait l'enquête de 1876, et que M. Hubbard

3

expose ainsi : « projet vaste de l'envahissement par les eaux d'égout de Paris, « de toute la zône de la grande banlieue, le long de la vallée de la Seine, « projet qui aurait mis à la disposition des agriculteurs qui en voudraient les « eaux de Paris dans la quantité et au moment qu'ils voudraient; mais cela « s'entendait des eaux moins nocives de la voie publique, ménagères, plu- « viales, non chargées de vidange. » (Chambre, 17 janvier 1888.)

On n'a pas osé, en 1888, proposer un tout à l'égout général, on a pris seulement un petit coin de la forêt de Saint-Germain.

On a commencé par Gennevilliers, on continue par Achères, et le plan (combien vaste!) que nous avons sous les yeux, indique les terrains propres, reconnus tels par M. Carnot, croyons-nous, à recevoir les eaux d'égout chargées de vidange. Après Achères, Herblay, L'Isle-Adam, Grisy, près de Marines, Ivry-le-Temple, près de Chaumont-en-Vexin! et revenant le long du fleuve, Les Mureaux, Gargenville, Mantes, Moisson, Limetz, etc., jusqu'à Pont-de-l'Arche. Voilà le plan dont on n'a pas osé tout d'abord étaler l'étendue et dont la réalisation susciterait sans doute beaucoup de résistances et demanderait de longues années.

Nous voulons pour le moment, ne nous occuper que des deux lois votées.

Ces lois qui n'ont pas atteint le but qu'elles avaient en vue, devront être révisées et, pour cela, il faut signaler à une nouvelle législature combien elles ont été précipitamment discutées et votées, combien l'opinion même des législateurs était indécise et divisée, combien ont été faibles les majorités obtenues dans les différents scrutins.

Enfin, il faut peut-être faire argument de ces irrégularités que nous croirions volontiers des illégalités, savoir : 1° La façon dont l'article 2 de la loi de 1889 a été déclaré voté dans la séance du 25 janvier 1888, à la Chambre, alors qu'il résulte clairement du compte-rendu officiel que la Chambre n'était pas en nombre ; 2° et la façon dont l'article 6 de la loi de 1894 a été seulement et déclaré voté par le président seul, sans protestation il est vrai, mais sans la participation des membres de l'Assemblée, à la Chambre, dans la séance du 28 avril 1894. Le vote de l'ensemble de la loi, dans ce cas, est-il suffisant?

Il paraît, en outre, bien évident que la vérité, ou du moins toute la vérité n'a pas été dite aux deux Chambres, relativement aux expériences de Gennevilliers qui ont servi de tremplin à l'Administration pour obtenir le vote des deux lois.

« La Chambre ne sera pas éclairée, disait M. Georges Berry, puisqu'elle « n'entendra des savants que pour le projet (Chambre, 27 février 1894, 366-2.)

Si nous sommes très heureux de constater l'énergie avec laquelle les sénateurs et les députés de Seine-et-Oise ont fait opposition aux projets de loi de 1889 et 1894, malgré l'insuccès de leurs efforts, nous nous croyons autorisé à regretter qu'ils se soient tenus obstinément à la seule proposition du canal à la mer pour suppléer au système présenté par la Ville et par le Gouvernement.

Aussi ce projet de canal a-t-il été violemment attaqué et repoussé par tous les promoteurs des deux lois; nous n'aurons donc pas la peine, nous qui repoussons aussi le canal, mais pour d'autres raisons, de reprendre toutes les objections qui y ont été faites par les rapporteurs, les ingénieurs, les préfets, les ministres, les hygiénistes et savants, tous d'accord sur ce point.

Nous devons signaler les efforts tentés contre les projets de la Ville de Paris, par le Comité de défense contre le déversement des eaux d'égouts de Paris dans la forêt de Saint-Germain-en-Laye.

Le Comité se trouvait composé de MM. Journault, député, président d'honneur; Dr Salet, président, à Saint-Germain; Duverdy, secrétaire, à Maisons-Laffitte; Pavard, trésorier, à Saint-Germain.

Tous ces honorables membres sont aujourd'hui décédés.

Au mois d'avril 1879 on trouve les premières souscriptions.

Les cotisations composées de subventions des communes et de dons des particuliers, ont atteint parfois un chiffre assez considérable.

C'est ainsi que Maisons-Laffitte, municipalité et particuliers, a pu verser au Comité une somme de 5,313 francs; Poissy, 2,611 fr. 50; Saint-Germain, 900 francs; Achères, 810 francs; Herblay, 697 fr. 85; Le Vésinet, 545 francs; Conflans, 500 francs; Andrésy, Carrières-sous-Poissy, Cormeilles, 341 francs, 303 fr. 40 et 300 francs.

D'autres localités ont donné des sommes moins élevées.

Sur quarante communes inscrites comme intéressées et ayant versé d'une à huit souscriptions, le Comité a récolté, de 1879 à 1888, et de 1888 à 1896, un total de 16,970 fr. 61.

Les dépenses résultent surtout des causes ci-après : frais d'impression de brochures, pétitions, mémoires, circulaires, convocations pour environ 5,500 fr.; achat de cartes topographiques; affichage; affranchissement de poste; conférences, éclairage, voitures; subvention de 4,000 francs à M. Dumont, ingénieur, pour l'étude du canal à la mer.

Tout compte fait, il y a un reliquat d'environ 380 francs déposé à la Société générale depuis plusieurs années. Les maires des 21 communes qui ont fourni des souscriptions, ont autorisé, en janvier 1897, que cette somme fût versée dans la caisse du Comité d'asssainissement de la Seine, institué par la Ligue Paris-Banlieue. Pour diverses causes, le reliquat n'est pas encore transféré à ce Comité, bien que M. Duverdy, le dernier survivant, en janvier 1897, du Comité de défense ait donné son approbation, ainsi que M. le Maire de Saint-Germain, président et M. Barbotte, vice-président du Comité local de cette ville.

Le rôle du Comité de défense contre le déversement des eaux d'égouts de Paris à Achères a été très actif; il a fait de nombreuses démarches, de nombreuses publications, des conférences, des visites, etc., mais, malheureusement, sans résultat.

Il était difficile de réussir contre les projets de la puissante voisine, soutenus par une armée d'agents capables et influents, soutenus aussi par le Gouvernement. Le Parlement seul pouvait s'y opposer et il ne l'a pas fait jusqu'à présent.

A la suite de la promulgation de la loi de 1889, le Comité de défense s'est trouvé naturellement n'avoir plus de motif d'exister.

Il n'est que juste de rendre hommage à ses efforts.

La loi de 1889 a autorisé l'épandage à Achères et l'utilisation agricole, en vue de l'assainissement de la Seine, bonnes intentions, mais si mal appliquées que la Seine est restée empoisonnée et qu'une très faible partie des éléments fertilisateurs profite seule à la terre, la première de ces deux choses résultant de la seconde.

La loi de 1894, corollaire fatal mais prévu de celle de 1889, quoiqu'en ait voulu dire l'interruption de l'un de nos députés qui prétendait que la loi de 1889 était une loi spéciale n'ayant aucun rapport avec celle de 1894, — est celle qui a non plus seulement autorisé mais qui a prescrit le déversement dans les égouts, de la totalité des vidanges parisiennes.

Cette prescription était indispensable aux administrateurs de la Ville pour pouvoir établir la taxe de vidange, gage de l'emprunt de 117 millions destiné aux travaux du tout à l'égout. De telle sorte que, tout compte fait aujourd'hui, on trouve beaucoup de bons esprits qui s'accordent à dire que c'est surtout une loi fiscale destinée à procurer des fonds à la ville de Paris, et des travaux à ses commettants.

Quoiqu'il en soit nous voulons consacrer à cette loi néfaste une critique un peu plus développée, car nous la considérons comme l'auteur de nos maux et la cause des plaintes que nous devons produire.

Des publicistes, et même des personnalités politiques, ont pu un moment égarer l'opinion publique en attribuant nos plaintes à la loi de 1889 sur l'épandage ; mais c'est une erreur de leur part ; ce n'est pas l'épandage qui constitue le grief des riverains de la Seine.

L'épandage est peut-être une mauvaise manière d'assainir Paris, mais s'il était appliqué d'une façon rationnelle, c'est-à-dire rationnée, ce serait sans doute le meilleur système de se débarrasser des détritus, eaux vannes et vidanges. Nous y revenons ci-après.

Ce qui a causé des plaintes en Seine-et-Oise, c'est le déversement des matières humaines en totalité dans les égouts, et celui des égouts dans la Seine. Or, c'est la loi de 1894, par son article 2, et cette loi seule qui a créé cette situation.

L'application loyale de cette loi prônée par des naïfs ou intéressés ne nous donnerait jamais que très loyalement le tout à l'égout.

La première intention des auteurs, celle d'assainir la Seine, était bonne assurément, mais elle ne venait qu'en seconde ligne dans leurs préoccupations, et n'a jamais été que dans les mots.

La loi a été mal construite, plus mal appliquée encore ; si mal au surplus que le Conseil d'Etat a été obligé d'intervenir pour ramener l'Administration à une application plus correcte.

Voyons ce que disent les articles de cette loi.

L'article 1er autorise l'emprunt de 117,500,000 francs pour trois ordres de travaux :

Adduction des eaux d'égouts à Achères, adduction votée en 1889 ;

Achèvement des égouts de Paris ;

Achèvement de la distribution d'eau et dérivation du Loing.

L'article 2, l'horrible article 2, dit que les propriétaires des immeubles situés dans les rues pourvues d'un égout public, seront tenus d'écouler souterrainement et directement à l'égout les matières solides et liquides des cabinets d'aisance de ces immeubles,

Trois ans de délai, de répit pour les vieilles maisons.

Et c'est tout!

Comment nos législateurs ont-ils pu laisser passer un article de loi aussi gros de conséquences désastreuses? Comment n'ont-ils pas songé qu'en accumulant dans les collecteurs ce fleuve hideux de 146 millions de mètres cubes de matières, les fonctionnaires municipaux qui prenaient d'un cœur léger une aussi lourde charge, ne sauraient qu'en faire ni où la mettre, sinon la déverser fatalement dans le fleuve aux bords fleuris et augmenter toutes les horreurs de cet exutoire d'Asnières, contre lequel s'élevait si véhémentement M. Mesureur?

Comment ont-ils pu croire que les 1,900 hectares dont la Ville, au maximum, pouvait disposer, pourraient suffire à l'absorption, à l'épuration, à l'utilisation agricole des 146 millions de mètres cubes, alors que tout le monde avait répété qu'il en fallait actuellement le double et pour plus tard, dix fois plus?

Et pour ne pas se rendre solidaires, faut-il croire, d'une mesure qui leur paraissait particulière, à un ou deux cantons de Seine-et-Oise, ils ont manqué de clairvoyance pour l'intérêt général; et c'est ainsi qu'a été votée une loi dite d'assainissement de la Seine!

L'article 3, nous le reconnaissons, devait paraître à la grande Ville, un des plus sérieux : c'est lui qui impose et réglemente la taxe de vidange, pour payer l'emprunt municipal de 117 millions.

C'était pour les propriétaires de Paris une charge évaluée alors à 7 millions mais qui fut reconnue plus tard comme devant leur coûter 19 millions de taxe par an.

Dans la séance de la Chambre du 28 avril 1894, dernière séance de la discussion dans laquelle eut lieu le vote de la loi après le rejet de toutes les modifications et amendements proposés par les députés de Seine-et-Oise, l'article 2 fut adopté sans discussion, ainsi que les articles 3, 4 et 5. (*Chambre*, 645-2.)

A l'article 6, on trouve la disposition qui accorde à la Ville un délai de cinq ans pour assurer l'épandage complet de ses eaux d'égout.

On y trouve aussi, heureusement faudrait-il dire, s'il en avait été tenu compte dans l'application, une clause soumettant la Ville aux obligations de l'article 4 de la loi de 1889.

Ces obligations consistent à ne faire de l'épandage que sur des terrains mis en culture, à se tenir aux 40,000 mètres cubes par hectare et par an, et à ne pas jeter en Seine d'eau non épurée.

Ce qui démontre péremptoirement que les matières humaines ne pouvaient pas, dès 1889, être projetées dans le fleuve.

On sait comment fut et est encore observée cette prescription de la loi.

La loi d'épandage aux champs d'Achères prescrivait, il est vrai, de ne verser à la Seine que de l'eau épurée, mais elle ajoutait la restriction banale, cause sans doute de tous nos maux : « sauf le cas de force majeure ».

Depuis 1889, il y a eu, paraît-il, constamment force majeure. M. Mesureur l'a prouvé déjà pour la période de 1889-1894, dans son rapport qui constate si énergiquement le déversement en Seine, à Asnières, de l'exutoire de torrents d'eaux sales.

Mais que faire, d'ailleurs contre une si criante infraction à la loi? Il n'y a aucune sanction de prévue, et cela avait été signalé par la députation de Seine-et-Oise, dans la discussion de la loi à la Chambre.

Tous les avertissements avaient été donnés à la tribune; M. Marcel Habert s'exprimait ainsi dans la séance du 28 avril 1894 :

« Nous sommes tous d'accord pour vouloir qu'on n'applique le tout à l'égout « qu'après avoir trouvé et aménagé des champs d'épandage. Il faut préparer « d'abord un réceptacle pour recevoir les matières ainsi projetées dans les « égouts et ne faire les travaux d'égout que lorsque ces champs d'épandage « seront faits.

« Nous voulons, en conséquence, qu'il soit inséré dans la loi une disposi-« tion d'après laquelle on ne pourra pas obliger les propriétaires à jeter les « produits infectieux de leurs maisons dans les égouts avant que nous soyons « assurés de pouvoir déverser les eaux d'égout dans les champs d'épandage; « voilà le but de notre projet.

« Nous demandons que les travaux soient faits d'une façon logique, qu'on « commence par assurer l'épuration, avant de jeter les produits infectieux « à l'égout, sinon la Seine recevra tout, et, loin de l'assainir, on l'empoi-« sonnera.

« Si la Chambre refusait d'insérer dans la loi une pareille disposition, et « si d'ici quelques années, une épidémie provenant de l'infection de la Seine « éclatait aux environs de Paris, la Chambre, qu'elle ne l'oublie pas, en serait « absolument responsable. » (Chambre, 647-2.)

Est-ce clair? N'est-ce pas la raison même et peut-on comprendre par suite de quel aveuglement ou quelle indifférence la Chambre n'a pas cédé à de tels arguments.

Il est vrai de dire que l'article 2 était déjà voté. (645-2.)

La Chambre n'a pas inséré de disposition restrictive, mais sa responsabilité ne parait pas lui peser bien lourdement.

Et cependant, si l'épidémie se produisait?...

Quant au délai de cinq ans imparti à la Ville pour ne plus rien mettre en Seine, on peut aisément prévoir, dès aujourd'hui (1er janvier 1893), que la Ville ne pourra pas être prête pour le 10 juillet 1899 et que son système d'épandage ne sera pas organisé de manière à ne plus rien déverser à la Seine.

La preuve en est donnée, d'une façon surabondante, par un des ingénieurs du service et non des moindres, dans un document officiel et irréfutable publié dans le courant de l'année 1897. Nous allons en extraire page à page l'énumération de ce qui reste à faire pour être prêt.

Des travaux complémentaires à l'usine Alain-Chartier sont encore en cours.

Les voisins de cette usine suscitent une action en dommages-intérêts en raison du bruit occasionné par les pompes. (page 10.)

Il est constaté que l'éclairage des galeries n'est pas encore complet ni définitivement fixé (8). Cela ne sera pas difficile à terminer, sans doute, mais il est bien singulier que le système au moins ne soit pas encore arrêté.

L'évacuation des pluies d'orage ne s'est pas effectuée sans difficulté. Lors de la trombe du 10 septembre 1896, des terrains avoisinant la Bièvre ont été submergés et de nombreuses réclamations se sont produites. Il y a évidemment quelque chose à faire à cela (11).

La meilleure partie des ressources destinées aux travaux d'égout a été consacrée aux travaux d'épuration des eaux usées ou aux travaux de construction du collecteur de Clichy (32).

L'ingénieur se plaint amèrement de l'insuffisance manifeste de la dotation budgétaire pour l'entretien des égouts.

Il n'a été consacré à ces travaux que 214,609 fr. 47, plus 200,000 francs aux grosses réparations et 193,490 fr. 55 à l'extraction et au transport des sables et fumiers, au total 508,100 fr. 02. (15.)

La surface des terres irriguées à l'eau d'égout à Gennevilliers n'a pris que peu d'extension en 1896, de 792 hectares à 795. C'est peu en effet. (19.)

Au jardin modèle, chaque mètre cube d'eau d'égout distribué a coûté à la Ville 0 fr. 003 ; à Achères, le refoulement a coûté 0 fr. 004.

Les travaux de canalisation au parc d'Achères n'ayant pu encore être achevés en 1896 (depuis 1889!!) on n'a pu irriguer que 500 hectares. Nous ne ferons pas de commentaires (page 23), nous convions seulement le lecteur à relire ce paragraphe.

Le rédacteur du travail officiel ajoute que les résultats obtenus doivent être considérés comme essentiellement provisoires. Nous nous en doutions un peu. (23.)

Les anciens systèmes de vidanges ne diminuent pas encore d'une manière notable; on trouve encore à Paris : (24.)

145.398 tuyaux de chute desservant les cabinets d'aisance;

60.694 fosses fixes, chiffre à méditer.

15.371 fosses mobiles.

31.806 tinettes filtrantes.

142 systèmes divers.

Il y a 9.460 immeubles desservis par l'écoulement direct, et comme le nombre des immeubles de la Ville est de 86.933 (Congrès 571), on peut encore espérer de beaux jours pour les entrepreneurs; mais les travaux d'épandage ont encore beaucoup à faire avant de pouvoir recevoir les produits des 77.473 immeubles qui n'y sont pas encore compris.

Tous ces anciens systèmes ont donné l'occasion au service municipal, de procéder aux opérations ci-après :

Vidange de fosses fixes............................ 74.170
Enlèvement de fosses mobiles..................... 206.210
Enlèvement de tinettes filtrantes................ 734.782 (page 28).

Tout cela malgré Gennevilliers et Achères.

Le développement des égouts de Paris est de	1.018 kil.	958 mètres.	(5).
Il y a de préparés pour le déversement.....	488	245	(13.)
Il reste donc à préparer encore...........	530	713	
Mais si l'on veut déduire de ce dernier chiffre les rues où le déversement facultatif est pratiqué, démontrant déjà une préparation au moins partielle.............................	104	446	(14.)
Il resterait toujours à préparer entièrement.	426	267	

M. Maze disait au Sénat en 1888, qu'il ne manquait que 300 kilomètres!! (*Officiel*, page 1573-1.)

Ce qui constitue encore une jolie besogne à exécuter, sans compter les réparations aux égouts neufs ou anciens pour lesquels il est besoin, ainsi qu'il est énoncé (p. 34) de revêtements en ciment, d'égouts sans enduits. Que peuvent bien être des égouts sans enduits?

L'usine municipale de la voirie de l'Est a occasionné beaucoup de frais et suscité plusieurs litiges encore en instance. (35.)

Le dépôt des Collections ou Musée de l'assainissement est mal placé et devra être installé en un endroit plus central et plus à portée des visiteurs. (30).

Le collecteur de Clichy est encore en construction et a absorbé une partie des fonds consacrés à d'autres travaux d'entretien. (32).

Le collecteur secondaire du boulevard de la Gare, passant par celui de la rue Sauvage, et qui conduira les eaux usées du XIIIe arrondissement vers le collecteur d'Austerlitz, n'a pu être entrepris qu'en 1896. De même que le collecteur de la rue Buffon qui formera décharge dans les crues de la Bièvre. (33.)

Nécessité d'établir un système de drainage aboutissant à la Seine au-dessous du barrage d'Andrésy, pour le domaine des Fonceaux.

Nécessité de faire disparaître quelques enclaves gênantes. (40.)

Nécessité d'éviter toute difficulté relative au passage des canalisations sous les voies publiques.

Projet d'extension des irrigations dans la plaine d'Achères.

Projet d'extension des irrigations au-delà du domaine des Fonceaux.

Obtention pour cela d'un décret d'utilité publique.

Prolongement de l'émissaire général et construction de la branche vers Méry.

Agrandissement des usines de Clichy et de Colombes.

Construction de l'usine de Pierrelaye.

Établissement d'une deuxième conduite de refoulement de 1m80 de diamètre, dans la galerie d'Argenteuil.

Construction de machines au Creuzot, à Fives-Lille, etc.

Construction de l'aqueduc, siphon sous l'Oise, long souterrain sous l'Authie.

Toutes ces difficultés, tous ces énormes travaux, tous ces projets seront-ils aplanis, exécutés, réalisés d'ici au terme légal? Malgré les belles assurances formulées plusieurs fois par les ingénieurs, il est permis d'en douter; tout porte à croire au contraire, qu'il n'y faut pas y compter.

Il faut tenir compte aussi, et sérieusement, des légitimes résistances de la Chambre syndicale des Propriétaires de Paris, dont l'administration communale a déjà éprouvé les effets, et qui ne désarme pas en présence des multiples impôts dont sont accablés ses adhérents et du manque de confiance dans le succès final du système entrepris.

Il faut tenir compte des plaintes trop justifiées des habitants de la banlieue, riverains du fleuve dont ils constatent l'empoisonnement persistant et qui ne peut que s'accroître.

La Ligue Paris-Banlieue n'a pas non plus désarmé.

Il ne faut pas perdre de vue que toutes ces difficultés sont la conséquence du déversement aux égouts des matières d'une faible partie des immeubles de Paris, mais qu'il y a lieu de prévoir, pour une époque peu éloignée, un accroissement énorme de tous ces maux, alors que les déversements proviendront de la totalité des immeubles de Paris, sans compter tout ce qui vient de la banlieue même.

Le Parlement reconnaîtra peut-être alors combien il eut fallu prendre de précautions contre l'énorme amplitude des projets du service d'assainissement de Paris; mais il sera peut-être aussi bien tard, non-seulement pour les finances de la ville, mais aussi pour la santé publique.

Enfin il y aura encore et surtout et toujours les champs d'épandage qui ne seront, c'est mille fois probable, ni préparés, ni drainés, ni même acquis par la Ville.

Voyons un peu les chiffres à ce sujet :

L'étendue nécessaire des champs d'échange ne paraît avoir été jamais bien arrêtée dans les projets du service d'assainissement; la détermination de cette étendue était cependant dans l'esprit du Conseil général des Ponts et Chaussées une condition du projet de loi de 1880; mais on ne s'y est jamais arrêté.

M. Mille voulait toute la vallée de la Seine.

M. Schlœsing demandait 60.000 hectares.

L'ingénieur Vauthier, ancien Conseiller municipal, 53.000 hectares. (*Frédéric Passy, Chambre, 19 janvier 1888.*)

M. Hervé Mangon, membre de la Commission de la Chambre, 36.000.

M. Barral, agronome, 150.000 hectares.

M. Alphand, de 6.000 à 40.000.

M. Maze, qui cite tous ces chiffres au Sénat (*Séance du 14 décembre* 1888), s'arrête modestement au chiffre de 15 000 hectares.

Nous allons peut-être pouvoir fixer un chiffre nous-même en nous servant des données de l'administration :

Elle dit que, en 1885, le collecteur d'Asnières a débité 122.432.998 mètres cubes d'eau d'égout (*Bourneville, Rapport, p.* 60), et il faut y ajouter 15 ou 16 millions pour le collecteur départemental.

En 1896 nous trouvons à Asnières un débit de 161.084.700 mètres cubes par an, ce qui fait avec les 15 millions du départemental 176.084.700 mètres cubes par an, chiffre qui se rapproche singulièrement de celui de 200 millions que donnait M. Maze pour l'avenir, dans une période oratoire que l'on semblait devoir prendre pour hyperbolique (*Sénat*, 14 *décembre* 1888), alors que cependant M. Krantz avait parlé la veille à cette même assemblée du chiffre de 300 millions. (*Sénat*, 13 *décembre* 1888.)

Ce chiffre de 176 millions est le produit de 9.460 immeubles desservis par l'écoulement direct; mais le nombre total des immeubles de Paris étant de 94.100 (*Cornil au Sénat*, 21 *juin* 1894), c'est-à-dire dix fois plus considérable, on peut raisonnablement penser que les déversements croîtront dans la même proportion quand tous ces immeubles seront soumis au régime du tout à l'égout, ce qui donnera un produit d'eaux de 1,760 millions de mètres cubes par an.

Pour ne pas faire trop de chiffres, disons tout de suite qu'en divisant ce produit d'eaux d'égout par les 40.000 mètres cubes à donner à chaque hectare, on trouve qu'il faudrait 44.000 hectares comme superficie nécessaire à l'épandage, suivant l'évangile de l'administration de Paris.

Où sont-ils?

Personne n'a-t-il donc fait le rapprochement de tous ces nombres?

Si la Ville de Paris n'a pas exécuté les prescriptions de la loi pour la date fixée, 10 juillet 1899, que lui fera-t-on?

Elle arguera de nouveau le cas de force majeure et demandera un nouveau délai de cinq ans.

Ou bien, par les artifices d'éloquents défenseurs, il sera démontré aux pouvoirs publics, par des à-peu-près, par des calculs spécieux autant que spéciaux, que la loi est exécutée, et alors seront continués les mêmes errements, les mêmes empoisonnements, avec ou sans délai légal.

Riverains, mes confrères, voyez dès aujourd'hui poindre cette éventualité et soyez persuadés que depuis déjà longtemps les services municipaux se préparent à soutenir cette prétention.

Ne comptons pas sur l'intervention des pouvoirs publics, puisque c'est à eux que nous devons la loi; ils l'ont suggérée, prescrite, a dit M. Alphand, ils l'ont présentée et défendue; c'est leur œuvre.

Ils nommeront une Commission de vérification composée de camarades; il y aura un rapport de plus : ce sera tout.

Notre seul recours est auprès du Parlement; c'est à lui que nous devons soumettre nos griefs, nos dommages et nos dangers.

Mieux renseigné aujourd'hui, il ne semble pas qu'il puisse faire autre chose que de faire cesser nos griefs, nos dommages et nos dangers. Il ne peut les faire cesser qu'en modifiant la loi ou la rapportant complètement, et enjoignant à la Ville de chercher un autre mode d'assainissement que le tout à l'égout; il n'en manque pas.

Malgré cela, voici qu'aujourd'hui même (*Officiel*, 31 *janvier* 1898) une des Commissions de surveillance se montre dans son premier rapport semestriel au Ministre des Travaux Publics, assez optimiste pour nous dire que : « A « Bezons, là où la Seine est à son comble d'infection, le chiffre des bactéries « est en progression décroissante, ainsi qu'à Bougival et au pont de Conflans. « Enfin aux Andelys la Seine se montre beaucoup plus pure en bactéries « qu'au confluent de l'Yonne.

« Et qu'au fur et à mesure que s'étendront les champs d'épuration avec
« utilisation agricole, l'infection de la Seine ira s'atténuant progressivement
« et enfin disparaîtra. »

Nous nous permettrons de dire à Messieurs les savants de la Commission
de Surveillance qu'ils racontent là à M. le Ministre une vaste hâblerie, c'est
le cas d'employer ce mot. Les autres membres de la même Commission avec
leur simple nez auront été à même de porter un jugement plus sûr sur l'état
de la Seine.

On dit aussi que le poisson a reparu dans le fleuve ?

C'était bien sûr une colonie de voisins sortant des affluents, les mêmes
sans doute que ceux dont nous parlait M. Ambroise Rendu au Congrès de
Paris. (page 234.)

Leur séjour ne nous paraît pas possible pour bien longtemps dans le fleuve
qui, malgré toute assertion contraire, reste empoisonné.

Il y a une autre chose qui paraîtrait encore bien plus probante de la bonne
qualité de l'eau de Seine s'il fallait en croire les apparences et rejeter de
son esprit toute pensée raisonnée. C'est qu'elle sert de boisson à un très
grand nombre de riverains.

Déjà en 1887, M. Bourneville cite 21 prises d'eau destinées à l'alimentation
dont 10 par la Compagnie Générale des Eaux, 8 par la Ville de Paris elle-
même, une par la Compagnie des Eaux de la banlieue, une par une compagnie particulière et une par l'Etat. (*Rapport Bourneville*, p. 193.)

En 1898 nous trouvons encore 42 communes suburbaines qui sont alimentées
en eau de Seine, depuis Choisy et Alfort jusqu'à Conflans-fin-d'Oise.

Les habitants de Paris se plaignent bien chaque année, dans les temps
chauds d'une recrudescence de cette consommation à laquelle ils devraient
cependant être accoutumés depuis longtemps au dire de Mirabeau, qui prétendait que les Parisiens vident leurs vases de nuit dans leurs verres. (*Frédéric Passy, Chambre*, 19 *janvier* 1888.)

En banlieue, on ne dit rien, même au temps des chaleurs : on boit. Nous
avons peut-être l'estomac plus rustique !

Mais voici qui doit paraître encore plus fort en fait d'insalubrité. Il y a
dans nos environs huit communes qui sont alimentées par une compagnie
dont la prise d'eau est à Suresnes, à quelques kilomètres à peine au-dessous
du déversement des collecteurs de Clichy et de Saint-Denis. Et cette eau, que
la Compagnie peut vendre, sans y perdre, *deux* centimes le mètre cube, elle
la vend jusqu'à cinquante-sept centimes par mètre cube !

Tout cela est dit et bien dit avec beaucoup d'autres choses intéressantes
sur le service des eaux dans une brochure publiée ces jours derniers par
M. Honnorat, secrétaire adjoint de la Ligue Paris-Banlieue.

« Ils n'en meurent pas tous, mais tous en sont frappés. »

Et alors, les poissons éprouvent peut-être les mêmes phénomènes de
vitalité ; à moins que les Parisiens ne se soient mis à un régime spécial
d'une heureuse influence sur la qualité des eaux ?

Mais voyons un peu si, par de simples chiffres tirés de documents officiels,
nous pouvons donner de l'état de la Seine une idée plus vraie que celle qui

nous est fournie par des personnalités intéressés à se montrer optimistes dans cette question en raison de la part qu'elles ont prise à l'état de choses actuel, en raison de leur situation, de leurs fonctions, peut-être même de leurs propres intérêts.

Le rapport de la Commission de surveillance de Gennevilliers (*Journal officiel du* 31 *janvier* 1898) dit que le débit des collecteurs rive droite et rive gauche, par jour est de 440,780 mètres cubes (c'est peut-être une erreur de copie, M. Bechmann, homme technique, dont les chiffres doivent passer pour plus exacts, dit 444,780 mètres cubes) (*Notes au Conseil municipal de Paris à l'appui du compte des dépenses de l'exercice* 1896), ce qui fait par an, un déversement à Asnières, de 162,344,700 mètres cubes.

Immédiatement au-dessous de ce chiffre de 444,780 mètres cubes, (nous prenons celui-là comme juste) le même rapport déclare que le cube d'eau déversé par jour en moyenne est de 80,735 mètres cubes, ce qui fait pour l'an 29,468,275.

Le rapport dit 29,468,546, chiffre copié sans doute dans les notes Bechmann. (page 19.)

Or, si de ce chiffre de débit d'Asnières . . . . 162,344,700 mètres cubes
on retranche ce qui est distribué à Gennevilliers . 29,468,275 —
il reste encore le chiffre assez élevé de . . . . 132,876,425 —
Nous devons encore retrancher de ce chiffre . . . 15,975,197 —
(*Bechmann*, p. 14) refoulés en 1896 par l'usine de
Clichy, pour le service du parc agricole d'Achères,
il reste . . . . 116,901,228 —

La Commission de surveillance pourrait-elle nous dire ce que deviennent ces 116 millions, presque 117, de mètres cubes d'eau d'égout passant au déversoir de Clichy et qui ne vont ni à Gennevilliers ni à Achères?

Est-ce avec un déversement semblable qu'on peut espérer une amélioration dans l'assainissement du fleuve?

Qu'est-ce que ce sera quand, au lieu de 9,000 chutes de cabinets d'aisance comme actuellement, on en aura 94,000 qui se projetteront dans les égouts, c'est-à-dire pour la presque totalité dans la Seine.

Car il y a à Paris 94,100 maisons et chacune d'elle a au moins une chute de vidange. (*Cornil, Sénat*, 21 *juin* 1894, 568-1.)

Et que les déversements des collecteurs s'élèveront à 200 millions (*Chamberland, Chambre*, 23 *janvier* 1888, 121-1.), et même à 300 millions de mètres cubes. (*Krantz*, 13 *décembre* 1888, 1600-1.)

Il résulte de tout cela qu'il y a une progression certaine, mais voici dans quel sens :

M. Chamberland qui prévoyait, en quelques années, un débit de 200 millions, l'affirmait pour 1888 de 60 à 80 millions, M. Cornil le portait pour cette même année à 92 millions (*Rapport*, page 11.)

En 1898 nous en sommes au chiffre de 117 millions, chiffre résultant des notes de M. Bechmann et du rapport de la Commission de surveillance.

Ce progrès évident doit-il, comme l'affirme cette Commission, nous faire espérer la fin prochaine de l'infection de la Seine?

Nous devons signaler à la curiosité du lecteur que nous nous trouvons avoir deux Commissions chargées de surveiller le mode d'application des lois d'assainissement.

L'une nommée en vertu de la loi de 1889, qui paraîtrait devoir être la seule, la bonne; et l'autre nommée par le décret du 23 février 1895, composée d'une façon un peu différente puisqu'elle ne comprend pas le membre nommé par le Conseil général de Seine-et-Oise, semble réservée à l'usage exclusif de l'épandage à Gennevilliers.

Ces deux Commissions fournissent au Ministre des Travaux Publics chacune un rapport tous les six mois. Elles n'y sont pas toujours bien d'accord dans leurs conclusions.

Bizarre!

TOUT A L'ÉGOUT

État d'infection de la Seine

Nous devons exposer la situation faite par le mode d'évacuation adopté par la Ville de Paris.

Cette situation ne s'est pas produite tout d'un coup, elle date de loin déjà puisqu'on en cherchait le remède dès 1864. (*Alphand, Sénat, 14 décembre 1888.*)

Le premier rapport de M. Bourneville débutait ainsi, en 1885 :

« L'égout a été un progrès considérable sur l'ancien procédé barbare d'évacuation superficielle sur la voie publique. Mais les premiers égouts ont été tout naturellement dirigés suivant la pente du terrain, vers les cours d'eau qui traversent la plupart des villes ; de là l'altération croissante de ces cours d'eau.

« Les municipalités ont bien quelquefois modifié cette solution en quelque sorte instinctive ; elles ont créé des collecteurs qui suivent les quais, qu'interceptent les eaux de tous les égouts secondaires et qui les portent au fleuve au-dessous de la ville ; il y a progrès pour les habitants de la ville, mais l'infection du fleuve n'est pas évitée, elle est simplement reportée dans la banlieue.

« Si la cité qui envoie ainsi ses eaux impures chez ses voisins d'aval est importante, l'altération des eaux crée un foyer redoutable d'infection ; l'eau devient impropre à tous les usages domestiques, le poisson disparaît *et les riverains du fleuve sont en droit de se plaindre* d'une situation aussi fâcheuse. »

A la transformation de Paris, l'infection du fleuve le long des quais amena la confection de deux grands collecteurs (par Belgrand) qui réunirent leurs eaux à Clichy. Un troisième grand collecteur pour les eaux de Belleville, Montmartre, La Chapelle, Ménilmontant, alla déboucher à Saint-Denis.

Dès cette époque on peut voir l'idée du tout à l'égout, car M. Bourneville énonce l'axiome d'une grande quantité d'eau pour cela et il ajoute que toutes les maisons seront prochainement reliées aux égouts publics pour les conduites d'eau pure ou sale de la maison.

Les égouts recevaient déjà une partie des matières de vidange.

Ce qui amène le Rapporteur à serrer la question à ce sujet.

« L'homme produit par jour environ 1 kilog. 26 de matières dont 1 kil. 17 de liquide et seulement 0 kil. 09 de solide. »

Cela produit pour Paris un volume de 2,860 tonnes dont 2,655 liquide et

204 solide; l'eau de pluie donne par jour 80 à 100,000 mètres cubes. Il n'est pas encore parlé des rivières qui donnent leur eau pure à Paris. Quatre systèmes étaient alors appliqués pour la réception de ces immondices :

1º Les fosses fixes (70,000) qui avaient été créées par le Parlement en 1533.

2º Les fosses mobiles ou tonneaux pesant pleins 250 kilog., au nombre de 230,000 tuyaux de chute.

3º Les tinettes filtres, hypocrisie du tout à l'égout, qui laissaient les liquides aller à l'égout.

4º Enfin le tout à l'égout.

L'assainissement de Paris est donc en bonne voie, dit M. Bourneville, *mais* voici le cri de l'honnête homme : Mais il est trop clair que le simple déversement de tous ces détritus à la Seine, ne peut subsister comme solution finale de l'assainissement de Paris. Il est fait un tableau des graves inconvénients des fosses fixes et du système de vidange; mauvaises odeurs partout. Il ne restait plus que la seule compagnie Lesage, ancienne Richer qui extrait par an environ 900,000 mètres cubes de matières et les porte dans des voiries particulières, Maisons-Alfort, Arcueil, Aubervilliers, ou à la Villette qui les repoussait à Bondy, et ce dernier à la Seine par Saint-Denis. Les charretiers dans le trajet se débarrassaient souvent dans les bouches d'égout.

Nous ne pouvons résumer que très incomplètement cette partie du rapport de M. Bourneville qui est si bien traitée et si intéressante. Disons seulement encore quelques mots du tout à l'égout pour démontrer ce que recevait déjà la Seine.

Le système était récent à Paris : l'Hôtel des Invalides, la Monnaie, l'École Militaire, la Salpétrière, Bicêtre l'appliquaient cependant depuis déjà longtemps, et comme étude perfectionnée, quelques immeubles publics et privés, l'Hôtel de Ville, la caserne de la Garde républicaine au boulevard Morland, des écoles, l'hôtel du Louvre, etc., tous les urinoirs publics et les châlets de nécessité. Tous ces déversements peuvent être évalués à la forte proportion des matières produites. *(peut-être moitié.)*

Londres, Edimbourg, Bruxelles, Berlin, Francfort, Genève, Rome, Pesth, Madrid appliquent le tout à l'égout (??)

Mais hâtons-nous d'arriver au tableau si frappant de l'infection de la Seine, qui démontrera combien il était temps de s'en occuper, et qui doit justifier le Gouvernement d'avoir mis la Ville en demeure de prendre les moyens destinés à arrêter cet empoisonnement. Les moyens, hélas, n'ont pas été trouvés, et la loi de 1889 qui était faite pour cela n'y a pas réussi, au contraire.

Nous voulons ici donner textuellement ce passage du rapport qui perdrait à être modifié ou écourté :

« Tous les documents mis sous les yeux de la Commission établissent d'une manière irréfragable l'intensité et l'étendue de l'altération de la Seine aux environs de la capitale. En amont de Corbeil, c'est-à-dire à plus de 34 kilomètres des fortifications, l'eau de la Seine est limpide, transparente, d'une saveur agréable; elle offre un titre oxymétrique analogue à celui de la Seine et de la Marne avant leur confluent. A Corbeil la Seine reçoit l'affluent de la

Juigne ou Essonne qui prend sa source près d'Etampes et se trouve souillée dans son parcours avant de se jeter dans le fleuve à Corbeil (rive gauche) par les eaux industrielles des nombreux établissements classés qui existent sur ses rives, avant sa division en quatre bras et sur ses bras eux-mêmes. Ces établissements consistent en papeteries, féculeries, teintureries, laminoirs, etc. Ils altèrent les eaux de la Juigne à tel point que, lorsqu'elles arrivent à la Seine, en amont et en aval du pont de Corbeil, elles constituent de véritables eaux d'égout qui ne titrent plus en moyenne que 66 cent. cubes 29 d'oxygène au-dessous des roues hydrauliques des moulins de M. Darblay, et déterminent dans la Seine, jusqu'à une certaine distance en aval, des phénomènes de fermentation moins saillants sans doute que ceux que nous constaterons aux abords du collecteur d'Asnières, mais analogues, tels que des mousses, des écumes, une coloration plus ou moins foncée, une altération plus ou moins profonde de la végétation, etc. (*Boudet, Rapport Bournevillu*, p. 33.)

« Au-dessous de Corbeil et jusqu'aux fortifications de Paris, la Seine reçoit en outre les eaux des égouts départementaux et communaux dont 29 appartenant au département de Seine-et-Oise. La Marne, de son côté, reçoit 20 égouts depuis Noisiel jusqu'à son confluent avec la Seine. Dans ces derniers temps l'altération du fleuve s'est accentuée parce que le nombre des fabriques ou des usines classées parmi les établissements insalubres est allé en augmentant. Mais l'altération produite par ces divers afflux n'est pas considérable; la Seine conserve de 7 à 9 centimètres cubes d'oxygène dissous au litre; le nombre des microbes contenus au centimètre cube n'est que de 300 à Clichy; l'eau de la Vanne à Montsouris en contient de 120 à 250. Le développement des établissements industriels faisait craindre avec juste raison que les eaux de la Seine et de la Marne ne soient de plus en plus altérées, ce qui causerait un grave préjudice à la population parisienne. C'est afin d'éviter ce déversement dans le fleuve que le département de la Seine s'occupe de construire deux collecteurs qui recueilleront les eaux d'égout et les eaux industrielles. C'est une obligation qui s'imposera aussi à bref délai au département de Seine-et-Oise. Et cela est d'autant plus juste que ce département ne livre pas le fleuve au département de la Seine dans l'état de pureté où il l'a reçue du département de Seine-et-Marne ; il donne le fleuve déjà sérieusement souillé.

Dans la traversée de Paris, l'altération de la Seine s'accuse quelque peu, sans cependant atteindre un caractère bien tranché, grâce aux deux collecteurs qui ramassent les eaux d'égout sur chacune des rives et les entraînent à Clichy. Cependant nous devons dire que la Seine reçoit encore : 1o les eaux d'égout des îles Saint-Louis et de la Cité ; 2o celles de la partie basse du 13e arrondissement compris entre le chemin de fer d'Orléans et la Seine, et une portion de celles de la Salpétrière ; 3o celles de l'Hôtel de la Monnaie ; 4o les eaux de la rue Amelot et de quelques rues y aboutissant ; 5o les eaux de la Chambre des Députés qui se jettent directement dans la Seine au pont de la Concorde, y compris les eaux-vannes des tinettes filtrantes au moyen desquelles le Palais est desservi. Rien là qui puisse assainir la Seine.

« De sérieuses améliorations ont été réalisées dans ces dernières années.

C'est ainsi qu'en 1878 on a supprimé le déversement en rivière des égouts du Champ-de-Mars et de l'Ecole militaire; c'est ainsi que des égouts ont été construits à la Salpêtrière en 1882. Nous ajouterons qu'un certain nombre de bateaux-lavoirs et que d'autres établissements situés sur la Seine même ou sur ses bords altèrent aussi les eaux du fleuve.

« Le titre en oxygène est tombé à 6 centimètres cubes au viaduc d'Auteuil; le nombre de microbes s'élève à 6,000 et 7,000 au centimètre cube. Mais la Seine ne représente plus entre les murs de la capitale le spectacle affligeant et répugnant qu'on y constatait il y a une trentaine d'années.

« A la sortie de Paris se trouve une des usines de la Compagnie Lesage, celle de Billancourt; les égouts communaux et départementaux se multiplient, le ru de Marivel amène au pont de Sèvres le trop plein de la voirie de Versailles et les eaux d'égout d'une partie de cette ville, de Sèvres, etc.

« Plus loin les usines de Suresnes et de Puteaux déversent leurs eaux résiduaires. Le titre en oxygène tombe à 5 centimètres cubes et l'infection organique commence à s'accentuer par la présence d'un gramme d'azote par mètre cube. Le département de la Seine a exécuté, du reste, en grande partie des collecteurs qui intercepteront à bref délai la majeure partie des impuretés dans tout ce parcours.

« C'est à partir du pont d'Asnières, c'est-à-dire du débouché du grand collecteur de Clichy, que l'infection se manifeste de la façon la plus intense. La Seine, sur sa rive droite, est un véritable égout à ciel ouvert. Les eaux sont troubles, colorées et recouvertes d'écume d'aspect graisseux. L'azote y atteint 25 grammes par mètre cube, l'oxygène disparaît presque complètement (1 centimètre cube par litre) absorbé par la matière organique en pleine décomposition. Le nombre des microbes est de 200,000 par centimètre cube.

« Une fermentation continuelle pendant l'été fait bouillonner les eaux du fleuve, ramène les immondices du fond vers la surface et dégage du gaz des marais souvent sous forme de bulles énormes atteignant parfois un mètre de diamètre. Les sables blancs, les algues vertes et les mollusques que l'on observe à la pointe de l'île de la Grande-Jatte, en amont du collecteur d'Asnières, disparaissent en aval, dès que les eaux de la Seine se trouvent mélangées avec celles de l'égout.

« La rive est enduite d'un dépôt noirâtre, le poisson fuit cette partie du courant et se réfugie sur l'autre rive du fleuve, échappant ainsi à l'empoisonnement dont il est menacé. Les masses solides de sable et autres corps pesants forment aux embouchures des collecteurs des bancs énormes de vase noire et infecte dont l'épaisseur varie entre 0m65 et 3 mètres qui s'étendent depuis les collecteurs jusqu'à Marly et qu'on est obligé d'enlever à la drague, afin d'éviter l'obstruction du lit de la Seine. En 1884, le service de la navigation a dû extraire plus de 125,000 mètres cubes de ces masses fétides dont on ne sait que faire. L'Etat et la Ville de Paris ont dépensé de ce chef une somme de 110,000 francs. C'est entre la Briche et Argenteuil qu'on observe le maximum d'altération de la Seine, suivant M. Boudet. Le même auteur cite dans son rapport: 1º une pétition d'un certain nombre de pêcheurs qui se plaignent du préjudice considérable que leur fait éprouver la mortalité du poisson empoisonné par les détritus que le grand collecteur d'Asnières projette dans la Seine ; 2° une autre pétition de pêcheurs de Villeneuve-la-Garenne affirmant que les « boues de l'égout d'Asnières » ont fait complètement disparaître le poisson dans la Seine, en aval du pont ; 3° une circulaire télégraphique de M. l'ingénieur Foulard constatant qu'il a trouvé la Seine couverte de poissons morts, et invitant les maires de Rueil, Argenteuil, Chatou et Bougival à faire procéder au plus tôt à l'enfouissement de ces poissons ; 4° un rapport spécial de M. Gérardin « qui s'est assuré que plusieurs tombereaux de poissons morts ont été enlevés de la Seine à Asnières, à Argenteuil, en aval de cette ville, et qu'il n'existait plus de poisson entre Asnières et Epinay ». Cela suffit.

« En 1885, dans l'intérieur de Paris, on a dragué 4,151 mètres cubes de sable, la dépense s'est élevée à 14,185 francs. Pendant la même époque, en dehors de Paris, c'est-à-dire à l'embouchure des collecteurs, les quantités de sable ont atteint un cube de 85,585 mètres cubes. La Ville de Paris, pour sa part contributive dans les dragages faits par l'Etat, a versé la somme de 90,000 francs. La dépense totale pour le dragage s'élève donc à 104,185 fr. Les ouvriers chargés de ce pénible travail éprouvent parfois des malaises graves et même, dit-on, des accès de fièvre qui les forcent à interrompre momentanément leur travail.

« Les cultivateurs refusent ces sables parce qu'ils ne sont pas assez riches en engrais pour être fertilisants ; on les a employés pour relever les berges de la Seine du côté d'Asnières et dans l'île Saint-Denis.

« Cet emploi, dit M. Boudet (*Rapport du 23 octobre 1874*) me paraît offrir des inconvénients : ces sables étant noirs et chargés de matières organiques en décomposition altèrent l'eau de la Seine quand ils y restent, et deviennent un foyer d'émanations insalubres dès qu'ils émergent et se trouvent exposés à l'action de l'air et de la chaleur.

« A Saint-Denis, l'infection s'accroît encore par la réception des eaux industrielles et des eaux vannes de Bondy que débite le collecteur départemental. En effet, ce collecteur reçoit les liquides provenant des vidanges soit par les exutoires du marais excrémentitiel de Bondy, pour employer les expressions significatives de MM. Schlœsing et Bérard, soit par ceux des usines, si nombreuses aux environs de Saint-Denis. Ces dernières n'enlèvent aux eaux vannes que la matière la plus inoffensive, l'ammoniaque tout formé, et les rejettent ensuite dans le fleuve encore chargées de leurs éléments les plus infects.

« Plus bas, le fleuve continue à être tapissé de vase noirâtre, la vie animale s'est retirée de ses eaux et la végétation abandonne ses bords.

« C'est dans cet état qu'il entre à Argenteuil, dans le département de Seine-et-Oise ; le barrage de Bezons reporte sur la rive gauche l'afflux des eaux infectes, et les abords de l'écluse de Bougival présentent l'aspect le plus affligeant au cours de l'été. A Marly, le mètre cube renferme plus de 3 grammes d'azote, le litre n'a pas encore repris 2 centimètres cubes d'oxygène ; le centimètre cube renferme encore une population de 150,000 microbes.

« C'est cette eau, chargée de détritus infects, qui est montée par la Machine de Marly ; c'est cette eau qui roule sous la magnifique Terrasse de Saint-Germain.

Ajoutons qu'en passant là elle répand ses effluves sur l'asile pénitentiaire Lepelletier de Saint-Fargeau, qui appartient à la Ville de Paris, sur le territoire de Montesson.

« Les populations de Seine-et-Oise ont un intérêt évident à encourager toute tentative faite pour améliorer cet état de choses. »

L'honorable rapporteur, qui était évidemment de bonne foi en soutenant la loi projetée, énumère ensuite les communes qui demandent un changement au régime du fleuve, ce qui est bien compréhensible, si l'on en juge par ce qui se passait alors à Argenteuil, ville de 13,000 habitants, dont le maire, M. Dantier, se plaignait ainsi :

« Argenteuil est alimenté en eau par la Pompe d'Epinay, qui la puise dans la Seine et fournit aussi Sannois, Montmorency, etc., soit une population de plus de 40,000 habitants. La mauvaise qualité de l'eau est telle que la Compagnie des Eaux voit diminuer le nombre de ses concessions, bien que la population ait doublé depuis dix ans. Le faible courant du fleuve, atténué encore par le barrage de Bezons, est cause du maintien en suspension des détritus de toutes sortes issus des collecteurs et de leur dépôt sur les berges en face d'Argenteuil.

« M. Bourneville dit qu'en 1885, au delà de Saint-Germain, la situation du fleuve s'améliore peu à peu, mais lentement, et qu'à Mantes l'amélioration s'accentue. Mais le mètre cube accuse encore 1 gr. 04 d'azote et l'oxygène n'a pas repris le taux de 9 centimètres cubes qu'il avait à Corbeil. L'infection se fait donc encore sentir en ce point, à 86 kilomètres du débouché du grand collecteur ; elle semble s'accuser en s'avançant chaque année vers l'aval. M. Gérardin estime cet avancement à 10 kilomètres environ par an et déduit de ses dosages oxymétriques que la limite d'infection, qui était en 1874, au barrage de Mézy, à 73 kilomètres du collecteur, avait atteint, dès 1880, le barrage de Port-Villez, à 123 kilomètres.

« La description qui précède met en évidence la marche envahissante de l'infection des eaux de la Seine sous l'influence des égouts de Paris, et la nécessité de prendre toutes les mesures les plus efficaces pour remédier à un état de choses qui déjà porte les plus déplorables atteintes au bien-être et à la salubrité publics, sur les deux rives de la Seine, dans une étendue considérable et qui va s'aggravant sans cesse avec une effrayante rapidité.

« Il n'est guère nécessaire d'insister sur les dangers auxquels sont exposés ceux qui boivent des eaux aussi polluées. Nous nous bornerons à rappeler l'opinion de Snow, partagée par M. Proust, professeur d'hygiène à la Faculté de Paris. Snow a démontré que pour le choléra le danger venait de l'eau contaminée par les déjections et bue par les habitants. Il en est fort probablement de même pour la fièvre typhoïde.

« C'est là qu'est le danger.

« La Chambre tout entière s'unira à sa Commission, nous en sommes cer-
« tains, pour reconnaître qu'une réforme est urgente et pour déclarer que
« l'assainissement de Paris ne peut avoir comme suprême expression l'in-

« fection de sa banlieue et des départements voisins. » (*Rapport*, p. 39.)

Malgré cette belle péroraison à cette partie du rapport et un tableau de l'infection si bien exposé, la Chambre se préoccupa médiocrement de la banlieue et vota tout ce que lui demandaient les ingénieurs de la Ville.

Nous nous félicitons d'avoir pu montrer au lecteur ce tableau de l'infection de la Seine sous la plume d'un éminent défenseur des intérêts de la capitale forcé, pour faire adopter le projet de loi par la Chambre, d'en démontrer l'indispensable nécessité. La bonne foi de M. Bourneville le portait d'ailleurs à penser que l'épandage était le moyen d'assainir Paris sans polluer le fleuve. Combien l'application mal entendue a dû donner de désillusion au Rapporteur !

M. Bourneville n'est pas le seul, au surplus, qui, à cette époque ait été navré de l'état de la Seine, et nous n'avons pas besoin de nous exposer, en donnant nos propres impressions, à être taxé de partialité et d'exagération.

Le rapport de M. Cornil, au Sénat, en 1888, n'est pas moins consciencieux et instructif à ce sujet : (*Rapport*, p. 11 et suivantes.)

« Sur 132 millions de mètres cubes fournis annuellement par les égouts, il y en a 92 millions qui sont versés directement à la Seine, à Clichy. Le fleuve en est souillé jusqu'à Mantes, jusqu'à Vernon ; les dépôts limoneux s'y forment et s'y étendent davantage chaque année. Le poisson y est détruit en raison de la diminution de l'oxygène dissous dans l'eau et de l'abondance des gaz méphitiques comme l'hydrogène sulfuré et des carbures d'hydrogène ; ses bords en sont infectés. La quantité de microbes contenus dans l'eau du fleuve dépasse 20.000 par centimètre cube. Il est impossible de l'utiliser pour les usages domestiques ni pour l'alimentation des départements en aval de Paris.

« Cette infection a provoqué les plaintes des riverains surtout depuis 1859, époque de l'ouverture du grand collecteur. Il y avait déjà des habitations soumises au régime du tout à l'égout. (page 224, 3e col.)

« Jusqu'à présent les collecteurs débouchent en Seine et infectent le fleuve. (page 229, 2e col.)

C'est le 1er août 1886 que le Conseil municipal votait pour la première fois le principe du tout à l'égout avec des restrictions pour certaines rues où les égouts ne s'y prêtaient pas (*Maze, Sénat, 14 décembre* 1888.)

M. Chamberland disait à la Chambre le 23 janvier 1888 : (page 121-1, *Officiel.*)

« Vous continuez à infecter la Seine, à y déverser 60 ou 80 millions de « mètres cubes d'eaux d'égout et, dans quelques années ce chiffre s'élèvera « peut-être à 200 ou 300 millions. » (*M. Krantz, au Sénat, 13 décembre* 1888, p. 1600-3, dit aussi 300 millions.)

Donnons encore un tableau d'infection du fleuve présenté aussi à la Chambre à la même époque :

Au débouché du grand collecteur, on se trouve au milieu d'un véritable archipel de bouchons où s'arrêtent tous les produits imaginables et inimaginables de la civilisation. Le courant se ralentissant, la chaleur du soleil arrivant directement, la fermentation s'établit immédiatement avec une activité telle, qu'on voit d'énormes bulles de gaz — et nous en avons pu voir

lors de notre visite — sortir de la vase du bord de la rivière. Tous ces produits organiques se décomposent, ils s'oxydent au détriment de l'air contenu
dans l'eau de la rivière; ils en consomment l'oxygène qui se réduit à n'être
plus que d'un centimètre cube par litre et laissent une telle masse d'azote
qu'on en trouve 25 grammes par mètre cube d'eau.

Dans ces conditions toute espèce de vie animale devient impossible; le
poisson a déserté les rives de la Seine où se forment ces masses organiques,
parce qu'il ne peut y vivre; il y est asphyxié. Tous les ans ces dépôts s'étendent.
Aujourd'hui le grand bras de la Seine, en face de Clichy, est pour ainsi dire
comblé. Les dépôts s'étendent jusqu'à l'embouchure de l'Oise, jusqu'à Meulan
et Poissy. Si on n'y porte remède, toute espèce de vie animale sera suspendue
sur une bonne partie du cours de la Seine. (*Marquis de la Feronnays,
Chambre, 21 janvier 1888, 85-2.*)

Pendant longtemps, le service municipal n'avait travaillé qu'à l'assainissement des habitations de la Ville en en expulsant les matières fécales le plus
vite possible.

Mais il n'est pas croyable qu'on ait pu compter obtenir l'assainissement des
rues, de l'atmosphère, du sol et du sous-sol en promenant ces mêmes matières
dans les égouts sur une longueur de plus de 1,400 kilomètres sous Paris.

Quant au fleuve, que les matières lui viennent par les ruisseaux des rues
où les jetaient jadis les Parisiens, qu'elles lui viennent par divers branchements d'égouts ou par le seul grand collecteur ouvert en 1859, il n'en perdait
rien pour cela.

S'il en recevait peut-être moins dans la traversée de Paris, il en recevait de
plus en plus au point de déversement, à Clichy.

Il est notoire que depuis le commencement du siècle, on y faisait de nombreux
déversements dont la nocivité n'était pas bien connue ou appréciée; et dès
1860 on y jetait même, avec l'assentiment de l'autorité municipale, les résidus
de latrines, de bon nombre d'établissements publics ou particuliers, plusieurs
écoles et au fur et à mesure de leur construction, les magasins du Louvre,
des hôtels, des maisons privées, la caserne du boulevard Morland, le nouvel
Hôtel de Ville.

Malgré cela il existait déjà plusieurs prises d'eau destinées à alimenter
divers quartiers; par exemple la pompe à feu de Chaillot, en aval du pont de
la Concorde. Nous en parlons ailleurs.

Mais ce fut bien pire encore lorsque l'égout de Saint-Denis y versa les
résidus de la voirie de Bondy. (*Cornil, 224, 1re col.*)

L'Administration gouvernementale, vivement sollicitée par le service de la
navigation, par les plaintes innombrables des riverains et des Conseils élus
en Seine-et-Oise, se considéra comme obligée d'intervenir.

Elle fit étudier un avant-projet dont la Commission Kleitz, Belgrand et
Krantz fit un rapport au Ministre.

En 1889, avant le vote de la loi du 4 avril, il n'y avait donc guère de
changement à cette situation; on avait passé quatre années d'études et
d'expériences à la recherche d'un mode d'assainissement de Paris qui pût
supprimer tout déversement insalubre à la Seine.

Beaucoup de systèmes furent produits ; tous ne méritaient peut-être pas d'être écartés sans avoir été essayés.

Le rapport Bourneville à la Chambre en 1885 et le rapport Cornil au Sénat en 1889 examinent ces systèmes ; mais il est évident qu'ils devaient les éloigner, puisque les rapporteurs avaient pour mission d'appuyer le projet de loi soumis aux deux Chambres, lequel comportait l'adoption du système de l'épandage.

Ce système était pratiqué déjà à Gennevilliers ; le service des travaux de la Ville l'avait étudié, le Gouvernement l'avait fait sien en en recommandant l'emploi à la Ville, et chacun paraissait convaincu que c'était là le vrai remède.

C'était peut-être vrai, mais selon la manière de s'en servir.

Après la loi de 1894, on devait bien s'attendre à voir empirer l'état du fleuve, puisque le tout à l'égout avait pour objet de réunir dans les collecteurs tout ce qui auparavant était envoyé, par les diverses industries de vidanges, dans les voiries, dépôts, usines, où les matières étaient plus ou moins transformées, purifiées.

Dorénavant il ne devait plus y avoir rien de distrait, tout devait être rassemblé et versé à Clichy.

Aussi, à partir de cette époque, l'empoisonnement du fleuve ne fait que s'accroître. A la suite des grandes crues de 1896, on a pu croire un moment qu'il s'arrêterait, mais c'était un effet purement superficiel : on a constaté, en effet, par des sondages réitérés, que l'énorme couche de vase qui s'étend au fond du fleuve n'est aucunement atteinte par les crues les plus violentes, et Dieu sait l'épaisseur et la nature de cette couche infecte ; elle n'est pas moindre de 0^m90 et on l'a trouvée de 3 mètres. (*Bourneville.*) C'est au point que la navigation en est gênée, et l'on a constaté que des bateaux ont été arrêtés complètement, échoués sur les bancs de cette épouvantable matière.

Gennevilliers

Les expériences faites à Gennevilliers, les premières, ont donné lieu à des controverses innombrables de la part des fervents de l'utilisation agricole et de ses adversaires.

C'est l'argument principal, sinon unique, de ceux qui ont voulu appuyer et de ceux qui ont voulu combattre par des faits les systèmes basés sur la théorie scientifique. C'est sur ces faits qu'ont pris pied les auteurs de l'épanpandage et de la loi qui l'a autorisé à Achères, loi qui a amené celle de 1894 du tout à l'égout.

Nous devons résumer et réunir en quelques pages les arguments produits dans les deux camps, y ajoutant quelques-uns qui n'ont peut-être pas été assez connus.

Gennevilliers fait partie du département de la Seine, banlieue de Paris, à 8 kilomètres de Notre-Dame, à 2 kilomètres de Saint-Denis, d'Asnières, de Bois-Colombes, Villeneuve-la-Garenne, les Grésillons, l'Ile-Saint-Denis ou à peu près.

Le discours de l'honorable sénateur Hamel, le 21 juin 1894, au Palais du Luxembourg, devrait être répandu et lu par tous ceux qu'intéresse la question du tout à l'égout : nous en prenons particulièrement ce qui concerne Gennevilliers. (*Officiel*, pages 570 et 571.)

Il expose ainsi qu'il suit la série des difficultés administratives qui marquèrent les commencements de l'opération :

« La Ville de Paris avait acheté peu de temps avant la guerre, par l'entremise d'un prête-nom nommé Lefevre, une demi-douzaine d'hectares sur la commune d'Asnières, contigus au territoire de Gennevilliers. La guerre a suspendu les essais qu'on a commencé d'entreprendre, et les expériences ne reprirent que vers 1871 ou 1872; mais il fallait passer sur une digue appartenant à Gennevilliers, et c'est à ce propos que des difficultés surgirent entre la Ville de Paris et cette commune. Ces difficultés furent heureusement résolues et, à la date du 16 juillet 1873, il intervint un traité.

On croit quelquefois que c'est la commune de Gennevilliers qui est allée demander à la Ville de Paris les eaux de ses égouts; c'est au contraire la Ville de Paris qui a demandé à la commune de Gennevilliers la permission de continuer ses expériences en s'engageant à entretenir en bon état de viabilité toutes les voies de la commune traversant les terrains d'épandage, ce qu'elle n'a guère fait jusqu'ici, et en s'engageant également à donner gratuitement ses eaux d'égout à tous les propriétaires qui en feraient la demande.

Lorsque le traité s'était conclu, quelques membres du Conseil municipal, fort expérimentés dans la matière, avaient dit aux ingénieurs de la Ville : « Prenez garde, vous allez là en aveugles, vous ne faites pas de drainage et vous vous heurterez à des complications dont vous vous tirerez difficilement.»

Les ingénieurs de la Ville répondirent qu'ils étaient sûrs de leur affaire, que le terrain absorberait à la fois et les eaux de la couche souterraine et toutes les eaux d'égout qu'on y répandrait. — Messieurs, ce fut tout le contraire qui arriva, bien que M. Cornil nous dise dans son rapport: L'expérience faite sur 200 hectares a obtenu le plus éclatant succès.— Eh bien non! ce fut un succès incomplet, et voici ce que je lis dans un mémoire adressé par la commune de Gennevilliers à M. le Ministre des Travaux publics, en réponse à une demande assez étrange que fait aujourd'hui la Ville de Paris dont j'aurai occasion de vous dire un mot tout à l'heure :

« Le procédé d'épuration n'ayant nullement réussi, — ceci, messieurs, se passait en 1873, — elle eut recours alors au moyen expérimenté en Angleterre de traiter les eaux d'égout par le colmatage, c'est-à-dire en les répandant sur les terres des propriétaires qui voulaient bien les recevoir pour des cultures fourragères. Mais cette expérience fut désastreuse ; elle donna lieu à des plaintes de tous les voisins, les puits et les caves furent inondés et infectés ; la nappe naturelle des eaux s'éleva d'un mètre cinquante à deux mètres. Les nombreuses carrières qui existaient dans la partie sud de la plaine furent entièrement submergées.

Trois procès surgirent successivement contre la Ville de Paris et donnèrent lieu à de nombreuses expertises qui toutes conclurent qu'il fallait des travaux considérables pour remédier à ces inconvénients, et notamment drainer presque toute la plaine ; c'est ce à quoi s'étaient refusés les ingénieurs de la Ville au début des opérations.

Vous avez bien entendu, Messieurs, trois procès considérables s'engagèrent ; la Ville perdit le premier devant le Conseil de préfecture et le Conseil d'Etat, et elle fut condamnée à une somme de 67,000 francs de dommages-intérêts envers une dizaine de propriétaires de Gennevilliers. Le deuxième procès fut arrêté par un compromis à l'amiable, mais la Ville eut à payer, par voie de transaction, une seconde somme de 60,000 francs, ce qui fait 127,000 francs que coûta à la ville l'imprudence de ses ingénieurs.

Enfin restait un troisième procès, celui intenté par la commune de Gennevilliers, plus grave que les deux autres. Il fut engagé par la commune qui, en vertu de l'article 4 de son traité, réclamait la résiliation de son traité et la suppression complète des irrigations faites par la Ville de Paris ; ceci en 1879, c'est-à-dire six ans après la conclusion du traité. Les choses s'arrangèrent encore : M. Alphand, qui était un aussi bon diplomate qu'un illustre ingénieur, mit fin au procès, et un nouveau traité fut conclu par la Ville de Paris avec la commune de Gennevilliers, nouveau traité qui était à peu près la reproduction du premier. La Ville prenait l'engagement de ne fournir des eaux d'égout qu'à des propriétaires les demandant ; de terminer le drainage du territoire, conformément à un projet arrêté en 1878 ; d'entretenir en bon état les chemins qui traversaient les champs d'épandage ; de n'exiger aucune contribution des propriétaires qui consentiraient à recevoir des eaux d'égout, attendu que c'était un immense service que la commune rendait à la Ville de Paris.

Enfin la Ville s'engageait à payer, comme il est dit dans le traité, 10,000 fr. à la commune, plus 79,000 francs qui devaient être payés par la Ville de Paris au Département, dont la commune de Gennevilliers était débitrice.

Pendant que le procès s'instruisait, la Ville avait eu soin de faire les dépenses nécessaires pour établir des canaux et mettre les choses en état. Durant les dix premières années du traité renouvelé, les choses marchèrent assez bien, mais en 1891, alors que l'on était à une année à peu près de la fin du second traité, le Conseil municipal se partagea par moitié, les uns voulant absolument rompre le traité à son expiration, les autres désirant continuer les expériences qui étaient faites par la Ville de Paris. Cependant un nouveau projet de traité fut soumis à la Ville de Paris. C'était à peu près le même que l'ancien, seulement avec des prétentions plus considérables pour la redevance que la Ville de Paris aurait à payer. Celle-ci résista. Elle demanda même que le traité fut porté à vingt ans et qu'elle n'eut plus à payer de redevance. Enfin elle voulait élever à 40,000 le nombre de mètres cubes d'eau d'égout à épandre par hectare et par an sur le terrain de Gennevilliers, tandis qu'autrefois elle ne pouvait épandre d'eau que ce qui était demandé par les propriétaires et les cultivateurs. (571-1.)

A l'heure présente (21 juin 1894) les choses n'ayant pu s'arranger et le traité étant expiré depuis le 1er janvier 1893, c'est-à-dire depuis dix-huit mois, la Ville ne paye plus ses redevances, on marche sans aucune espèce de traité.

Que fait alors la Ville de Paris? Elle a imaginé de recourir à une demande de déclaration d'utilité publique, afin de se rendre absolument maîtresse des chemins de la commune de Gennevilliers qui lui avait permis bénévolement d'établir ses canaux dans le sous-sol de ces chemins.

Voilà quelque chose de bien extraordinaire! Depuis vingt ans, en vertu de traités, la Ville de Paris épand ses eaux impures sur le territoire de Gennevilliers, selon les demandes des cultivateurs, et c'est après tant de complaisance de la part de la commune, que Paris entreprend de s'emparer *manu militari* des chemins de cette commune, demandant en même temps le droit de réclamer une redevance aux propriétaires qui se serviraient des eaux, et de pouvoir faire absorber 40,000 mètres cubes d'eau par hectare et par an, ce qui serait absolument impraticable à Gennevilliers où il n'est pas possible d'épandre plus de 8 à 9,000 mètres cubes par hectare et par an.

Si le Conseil d'Etat consacrait cette prétention de la Ville, il n'y aurait plus de liberté communale que nous avons cru rétablir par la loi de 1884.

« Je veux vous dire un mot de la situation physique de la commune et de son état sanitaire. Pendant dix ans, j'ai été Conseiller municipal de Paris et j'ai trouvé qu'il y avait une grande imprudence peut-être à aller ainsi répandre les eaux d'égout aux portes de Paris. Il n'y avait pas alors dans les eaux de la Seine les excréments qui s'y trouvent aujourd'hui, et l'on ne sentait dans la plaine de Gennevilliers qu'une odeur fade spéciale. Mais aujourd'hui il en est tout autrement : il y a sur cette commune à peu près 400 hectares qui sont infectés par les eaux d'égouts ; ces eaux ne sont employées que pour les cultures maraîchères et fourragères. Les cultivateurs de céréales n'en veulent à aucun prix.

Les rigoles sont disposées perpendiculairement à la Seine ; il faut les voir un jour de grand épandage : elles ont 2 à 300 mètres et sont séparées par une bande de terrain de 30 centimètres de largeur. Ce jour là on voit bouillonner dans les rigoles sous l'action des gaz délétères une eau fétide et noirâtre sur laquelle flottent des amas de matières excrémentitielles au dessus desquelles voltigent des milliers de mouches.

Il est impossible, en laissant de côté l'odeur infecte, que l'état sanitaire ne s'en ressente pas.

M. Hamel donne lecture de la lettre ci-après qu'il a reçue de M. Lacombe, maire de Gennevilliers :

« Depuis que je suis maire, j'ai demandé à connaître chaque mois les cas
« des maladies dont sont frappés les habitants de notre commune admis dans
« les hôpitaux; nous n'avons jamais pu les savoir sous prétexte de secret
« professionnel.

« Cette liste mensuelle pourra nous aider à prouver à M. le Préfet de la
« Seine que même l'eau des drains, celle qui a traversé deux mètres de terre
« ou de sable, peut encore contenir des microbes dangereux venant des hôpi-
« taux de Paris. »

Après cet historique si bien fait des débuts de Gennevilliers dans la renom-
mée, nous devons donner à l'encontre des protagonistes de cette institution
quelques documents trop peu connus.

Voici une circulaire datée de Suresnes, 7 septembre 1892, signée par
23 Conseillers municipaux de cette ville et 2 de la ville de Puteaux :

« Monsieur et cher Collègue, l'action de MM. les Maires de la petite et de
la grande banlieue relative à la question si intéressante de l'empoisonnement
de la Seine paraissant ne pas donner de résultats appréciables, nous avons
pensé qu'il était nécessaire que tous les Conseillers municipaux des communes
alimentées par l'eau de Seine se réunissent à l'effet de s'entendre sur les
moyens pratiques, pour amener la Ville de Paris et l'administration supérieure,
à nous donner autre chose que des promesses. En outre, le nombre de
victimes s'accumulant chaque jour et laissant des orphelins à la charge des
communes, ne devons-nous pas aider les familles à réclamer à la Ville de
Paris l'indemnité qu'elle leur doit?

« Chaque orphelin coûte au moins pour nourriture et entretien, trois cents
francs, soit un capital de dix mille francs et pour mille orphelins, dix millions
et il y a déjà plus de mille orphelins.

« Nous croyons qu'il est urgent de prendre, d'un commun accord, des
mesures efficaces pour soutenir les démarches des Maires en vue d'obtenir
la suppression du tout à la Seine, et une distribution d'eau potable dans
toutes les communes. »

Les signataires convoquent à une réunion pour étude de délibérations à
prendre par tous les Conseils municipaux.

Plus de mille orphelins, un préjudice de dix millions, tout cela doit-il donc
être considéré comme quantités négligeables? Ou bien faut-il accuser de
mensonge tout un Conseil municipal qui se préoccupe d'une question aussi
grave?

Dans tous les cas, de pareils faits, de pareilles énonciations méritaient
mieux que l'oubli, mieux que l'indifférence. On devait en faire l'examen et,
au besoin, les démentir, sinon leur donner satisfaction.

La lettre de M. Joigneaux, lue à la Chambre par M. Hubbard, dans la séance
du 25 janvier 1888 (162-3) est ainsi conçue :

« La culture maraîchère se fait avec des fumiers chauds et du terreau, et
n'emploie pas les eaux d'égout. Il n'y a à Gennevilliers qu'un grand maraî-
cher, M. Cousin; il ne se sert pas d'eau d'égout, et cela se comprend : on ne
force pas les légumes avec les eaux d'égout.

« D'ailleurs, il ne serait pas possible de vendre des légumes obtenus par
ce moyen. Ils sont de mauvaise qualité et ne se gardent pas. Les cultivateurs
de Gennevilliers eux-mêmes n'en veulent pas; ils consomment les légumes
qu'ils produisent dans les terres non irriguées.

« La plupart des gens qui ont loué des terrains irrigués, c'est-à-dire des terrains sablonneux, n'appartiennent ni au public agricole ni au monde horticole. Ce sont des individus qui ont obtenu du terrain à très bon compte et de l'eau d'égout pour rien. Ils en tirent ce qu'ils peuvent, des choux et des navets surtout. Ces produits sont de belle apparence, mais il faut les vendre tout de suite, sans quoi ils se flétrissent et ne valent rien du tout. On les délaisse sur tous les marchés voisins; seuls les Parisiens se laissent prendre quelquefois au bon marché et à la belle apparence de ces légumes; mais ils en reviennent vite.

« Les grands restaurateurs de Paris n'en veulent à aucun prix.

« D'ailleurs, M. Lévy, ancien pharmacien de l'armée, a été, pendant qu'il remplissait ses fonctions au Val-de-Grâce, chargé de faire une enquête au sujet d'une épidémie qui s'était déclarée à la caserne de Courbevoie.

« Dans un livre publié vers 1875 par M. Lévy, il est dit que le mal provenait de l'emploi dans cette caserne de légumes de Gennevilliers et qu'il a cessé dès qu'on ne s'est plus approvisionné dans cette localité. »

M. Lévy a-t-il été actionné par l'administration communale ou par ses adjudicataires d'eaux, pour avoir émis une opinion aussi préjudiciable aux récoltes des champs municipaux et, par suite, à l'usage des eaux d'égout?

Si non, la véracité des faits doit être acquise.

Ce sont les expériences faites à Gennevilliers qui ont servi à élaborer et à voter la loi de 1889 et celle de 1894, avons-nous dit :

Et cependant les renseignements sur ces expériences leur étaient singulièrement défavorables :

M. Georges Berry s'étend longuement à ce sujet dans la séance du 27 février 1894 à la Chambre :

Après avoir relaté l'opinion formellement contraire à l'épandage, de M. Pasteur, il continue ainsi : M. le Ministre de l'Agriculture, ému par les déclarations de M. Pasteur, nomma une Commission spéciale (1881?) chargée de procéder à une enquête. Leur rapport : vos rapporteurs MM. Dumas, Pasteur et Lauth déclarent que l'épandage de toutes les matières excrémentitielles, même à l'état de dilution sur le champ épurateur, est absolument déplorable. Il leur semble qu'il y a inconséquence à contaminer ce champ qui recevra des eaux d'égout déjà suspectes, par le déversement journalier de plus de 2,000 mètres cubes de déjections plus suspectes encore. Ils se refusent à accepter la responsabilité des dangers qui pourraient résulter de ces déversements dans le cas où une épidémie viendrait à sévir dans la capitale.

Vos rapporteurs sont ainsi conduits à se prononcer contre l'épandage des matières excrémentitielles et par conséquent contre la pollution des eaux d'égout par ces matières.

Voici une autre Commission de médecins qui s'était transportée à Gennevilliers en 1876, Drs Dauct, Bartin, Garrigou-Desazènes : « Nous sommes « loin d'avoir trouvé des qualités de premier ordre aux légumes récoltés à « Gennevilliers et, au lieu d'avoir reconnu l'innocuité de l'irrigation telle « qu'elle a été pratiquée, nous avons constaté son insalubrité manifeste. »

Au lieu d'avoir trouvé une eau s'en retournant purifiée à la rivière, nous avons trouvé partout une eau infecte et malsaine submergeant la plaine, inondant les caves, viciant les puits et filtrant jusque dans les caveaux du cimetière.

« Nous ne condamnons pas l'irrigation en elle-même, mais la façon dont elle a été faite. On a aujourd'hui les marais Pontins aux portes de Paris ; la malaria y existe en permanence avec tout son cortège d'accidents consécutifs : chloro-anémie, affaissement général. »

Voici encore un document qui appelle l'attention sérieuse des intéressés à la question Gennevilliers :

Rapport au Conseil municipal de Chatou dans sa séance du 5 juillet 1886. Et nous donnons le texte, qui perdrait à être écourté. Ce rapport est signé : Docteur Lelièvre, conseiller municipal, et Bousson, maire de Chatou.

Messieurs et chers collègues, j'ai déjà eu l'année dernière l'honneur de vous présenter un rapport au nom de la Commission d'hygiène sur les projets des ingénieurs de la Ville de Paris, projets relatifs au déversement des eaux d'égouts sur les territoires traversés par le canal projeté de Clichy à Achères, point terminus.

Vous le savez du reste, MM. Alphand, Durand Claye, Deligny, les membres de la Commission du Conseil municipal de Paris et leur rapporteur, le Dr Bourneville, jetant au panier les rapports qui les gênaient et en même temps 25,000 signatures de maires, adjoints, conseillers municipaux et notables habitants de Seine-et-Oise, falsifiant par la main du rapporteur la date de la protestation de la commune d'Achères, date qui dérangeait leurs combinaisons, ont continué à marcher de l'avant et ont présenté un projet définitif à la Chambre qui bientôt va avoir à statuer sur ce sujet.

Ce projet a pour objectif non seulement d'irriguer les terrains d'Achères, mais d'autres communes. Colombes, Nanterre, Rueil, Sartrouville, Houilles, Le Pecq, doivent être traversées par des canaux secondaires partant du canal fermé qui se rendra de la machine élévatoire de Clichy à Achères, canaux qui répandront dans nos plaines les déjections de 50,000 fosses de Paris et nous envelopperont de tous les côtés d'un réseau de foyers de pestilence qui amèneront infailliblement dans un temps donné des maladies graves et, par suite, la dépopulation de nos villes et villages et une dépréciation énorme dans la valeur des terrains et des immeubles.

Jamais, à aucune époque, on n'a procédé avec un pareil sans-gêne contre les protestations des citoyens ; jamais l'autoritarisme n'a été, avec une mauvaise foi intéressée, poussé ainsi jusqu'à l'impudence. Il y a plus : les promoteurs de ce projet, notoirement incompétents en matière d'hygiène et d'agronomie, n'ont pas hésité à essayer de couvrir de ridicule les hommes les plus éminents et les signataires des protestations ; oui, Messieurs, MM. Pasteur, Fauvel, Brouardel, Dujardin-Baumetz en tête et nous autres braves gens ensuite, nous sommes, d'après nos adversaires, dans une erreur profonde, nous protestons comme des enfants, pour le plaisir de protester, et la Ville de Paris, notre ange tutélaire, va faire notre bonheur en couvrant nos territoires de ses immondices et en empestant l'air que nous respirons ; dans quelques années nous apprécierons les bienfaits dont on va nous combler ;

mais par cela même que l'on ne nous considère que comme des enfants (je dis enfants pour ne pas dire imbéciles), notre résistance doit être brisée, nos 25,000 signatures et dires ne peuvent évidemment lutter contre la haute science en matière d'hygiène générale et de culture de ces ingénieurs qui n'en ont jamais su un traître mot.

Un journal, la *Liberté* de Saint-Germain, a publié dans son numéro du 30 juin les impressions du Dr Daremberg à une conférence désopilante et burlesque faite dernièrement dans le local de la Société d'hygiène française : « M. Durand-Claye a démontré que, pour diminuer les mauvais effets des « matières fécales, il fallait les exposer à l'air, l'oxygène de l'air atténuant « les microbes, ce qui, par conséquent, améliorerait la santé générale au « pourtour de Paris et amènerait l'application réelle sur notre planète en « général et dans le département de Seine-et-Oise en particulier, de la devise « du bon républicain : « Liberté, Egalité, Fraternité. »

Il y a des gens à Charenton qui n'en ont pas tant fait !

Mais revenons à MM. les Ingénieurs et au rapport de M. Bourneville. A tous les paragraphes vous y trouvez ceci : « Les ingénieurs de la Ville de Paris « ne se sont décidés qu'après mûres réflexions, après avoir constaté par eux- « mêmes et fait constater par des Commissions nombreuses, les admirables « résultats de l'expérience tentée sur le territoire de Gennevilliers. »

Ils sont vraiment admirables, ces résultats, ou, s'ils l'ont été, il faut maintenant en rabattre et c'est là le but et le sujet du présent mémoire.

Dans le précédent rapport que j'ai eu l'honneur de vous lire et qui a été joint au dossier du Comité de défense de la ville de Saint-Germain, je m'étais placé au point de vue du peu de perméabilité des terrains du plateau de Nanterre et des territoires avoisinants. Ce défaut de perméabilité a, je l'ai déjà dit, pour conséquence naturelle de maintenir indéfiniment à la surface du sol un limon fangeux excrémentitiel presque uniquement composé de déjections animales en pleine fermentation et devant donner lieu, par conséquent, à des dégagements de gaz infects et pernicieux pour les habitants.

Pauvre ville de Nanterre, probablement vouée au sort de Gennevilliers !

N'oubliez pas qu'actuellement le débit de l'égout d'Asnières est de 400,000 mètres cubes par 24 heures, mais que dans un avenir assez prochain, lorsque la Ville de Paris sera en possession des nouvelles rivières qu'elle a acquises dans le département de l'Eure et que le tout à l'égout sera réalisé, le nombre de fosses qui seront branchées sur l'égout sera de 60,000 environ et que le débit de l'égout collecteur est estimé comme devant s'élever à 1,100,000 mètres cubes par 24 heures. — Un fleuve !

Cela bien compris, arrivons aux admirables résultats de l'expérience de Gennevilliers. Nous avons été assez dupés dans cette affaire, depuis ses débuts jusqu'à ce jour, pour être en droit d'examiner de près cette partie des assertions du rapporteur de la Commission municipale et d'en apprécier la sincérité.

Nous sommes allés, hier dimanche 4 juillet (1886), M. Bousson, maire de Chatou et moi, passer l'après-midi à Gennevilliers, et certes, si nous avions fait partie d'une Commission officielle, à la remorque d'un cornac spécialement chargé de ne nous faire voir qu'un côté de la médaille, nous serions revenus avec une impression peu défavorable au projet des ingénieurs.

A part une odeur *sui generis*, odeur de l'antin, bien connue des Parisiens de la région du nord-est, le pays est propre et n'a rien qui choque la vue ; dans les champs irrigués cependant, on remarque une boue noirâtre qui séjourne dans les sillons et qui exhale une odeur infecte. Mais passons.

Nous avions été adressés à M. Céleste Poisson, rue de la Procession, 13, conseiller municipal, l'un des principaux cultivateurs du pays, qui nous a appris qu'à peu d'exceptions près *les cultivateurs de Gennevilliers n'ont pas eu à se féliciter de l'emploi de l'engrais en question, bien au contraire ! Que les terres en expérience ont été en partie concédées ou louées à des individus étrangers au pays, demeurant de l'autre côté de la Seine, à Epinay et villages voisins, individus sans solvabilité pour la plupart et par conséquent hardis à louer à tout prix, et ayant ainsi contribué à provoquer une hausse factice sur la valeur des terrains irrigués, qui jusqu'alors n'en avaient aucune.*

Ce qu'il faut que l'on sache aussi, c'est que les habitations des excellents et véritables cultivateurs de la commune *ont été inondées par les eaux de vidange.* — Les malheureux ! ils ont eu beau lutter, protester, repousser les avances des ingénieurs, pressentant ce qui les attendait.

Actuellement presque toutes les caves du pays sont inondées. Elles ont été remblayées les unes de 80 centimètres, les autres d'un mètre ; c'est à peine si l'on pourrait s'y tenir debout au milieu du cintre. Malgré le remblai, elles sont remplies, à 25 et 30 centimètres de hauteur, d'une eau noire, fangeuse, infecte ; impossible de les affecter à aucun usage. Les murs baignent dans l'eau et commencent à s'effriter. — Et cela depuis sept ans !

L'eau monte ou baisse selon la quantité d'eau irriguée. Les puits, qui ne contenaient autrefois, en moyenne, qu'un mètre d'eau potable, renferment actuellement 3 mètres d'une eau infecte comme celle des caves.

La Ville de Paris, cette bonne mère, émue de cette situation, a installé des fontaines à ses frais dans tout le pays ; la conduite passe sous la Seine et vient de Clichy. *Sans ces fontaines, l'expérience serait terminée faute d'habitants : ils seraient morts empoisonnés par leurs puits.* Ils ont bien protesté, en 1879, contre la transformation de leurs caves en piscines empestées : les braves ingénieurs ont fait droit à leurs demandes ; il a été alloué, en moyenne, de 300 à 800 fr. par cave inondée, comme indemnité, ce qui fait un assez joli chiffre pour tout le pays. De plus, les ingénieurs ont fait assécher, puis cimenter les caves avec briques et ciment ; mais ils ont eu soin, en versant l'indemnité, *de faire signer aux protestataires un désistement pour le présent et l'avenir.*

Au bout de six mois, tout était à refaire et, depuis sept ans, les caves, si elles n'avaient pas été remblayées à un mètre, contiendraient 1m,30 d'eau fangeuse. *Il y a donc, aujourd'hui 5 juillet 1886, 30 centimètres d'eau de vidange dans les caves de Gennevilliers et les murs commencent à fléchir.*

Allez à Gennevilliers, visitez les caves de MM. Céleste Poisson, Rotrou, Cristi, Letellier, rue de la Procession, allez rue Saint-Denis, allez où vous voudrez, toutes les maisons sont atteintes ; le maire, M. Pommier, fabricant de produits chimiques, a eu ses chaudières et ses caves inondées et a touché 75,000 francs d'indemnité. Il est bien entendu que ces diverses indemnités ont été payées à la suite d'un procès entre les habitants de Gennevilliers et la Ville de Paris.

Allez à Gennevilliers, nous vous donnons des adresses, voyez et jugez ; nous prenons l'entière responsabilité de ce que nous avançons.

Ici se place, Messieurs, un fait curieux que je livre à votre appréciation.

En même temps que les ingénieurs faisaient, en 1879, installer des fontaines et cimenter inutilement les caves, ils posaient autour des champs irrigués, à une profondeur de 3 à 4 mètres, de larges tuyaux de drainage, dans l'espoir de sauver le village et de drainer ainsi les eaux non utilisées par les plantes et filtrées par le sol ; c'est à *l'orifice de ces tuyaux qui débouchent en Seine et d'où s'écoule une eau assez limpide que l'on ne manque jamais de conduire les commissions officielles.* Or, lorsque ces tuyaux ont commencé à fonctionner, les puits ont été immédiatement mis à sec ; les caves non ; de plus, les eaux de ces puits étaient très calcaires, les eaux d'égout le sont très peu ; or, les eaux qui s'écoulent par les tuyaux de drainage sont également très calcaires ; elles ont le même degré hydrotimétrique que l'eau des quelques puits dont l'eau est encore potable dans le haut du pays ; *il est très permis de croire qu'en établissant profondément leurs tuyaux de drainage, les ingénieurs ont drainé la couche d'eau profonde qui alimentait les puits.* Ce qui le prouverait, c'est que cela s'est passé en 1879 et que depuis les caves se sont remplies à nouveau et les puits brusquement asséchés ont vu leur eau revenir, non plus à un mètre, mais à trois mètres de hauteur ; seulement ce n'est plus de l'eau claire, elle a le même aspect, la même odeur et probablement la même saveur que l'eau des caves ; *on fait donc admirer à ces braves commissions officielles de l'eau provenant d'une nappe sous-jacente qu'on leur présente comme eau d'égout filtrée, tandis que, noire et infecte, bien loin d'être filtrée, cette eau d'égout fait la hausse et la baisse dans les caves et les puits du pays.*

Voilà un premier résultat de notre enquête, mais nous avons recueilli bien d'autres faits tout à fait typiques et même amusants. Seulement ils seraient tellement graves s'ils étaient démontrés, qu'on ne peut les présenter qu'avec une certaine réserve.

Il y a là nature à une nouvelle enquête ; je propose ces faits comme sujets d'étude ; je vous montre la piste, je vous donne des adresses. Allez à Gennevilliers, allez-y un dimanche, vous trouverez à qui parler.

Donc, les cultivateurs de Gennevilliers disent que les ingénieurs de la Ville sont des blagueurs qui se moquent comme des bienheureux des habitants de Seine-et-Oise et de la banlieue. Ils disent que, en ce qui concerne les légumes récoltés dans les champs irrigués, *les choux ne valent pas grand chose, qu'ils fondent comme le beurre dans la poêle et disparaissent à la cuisson ; que les artichauts ne peuvent se manger que crus, que par la cuisson ils deviennent noirs le lendemain ; ils affirment qu'ils ne savent pas d'où proviennent les choux médaillés de Gennevilliers. Quant aux échantillons de blé, d'avoine, de betteraves, qui ont figuré à l'exposition horticole de Versailles, les délégués des ingénieurs qui sont venus les choisir, se sont bien gardés de les prendre*

*dans les terrains irrigués, enfin et voici le bouquet : les asperges médaillées
à l'exposition du jardin de la Ville de Paris, venaient en ligne droite d'Argenteuil!!!* Nous n'avons qu'à tirer l'échelle. Les habitants de Gennevilliers
se disent en mesure de prouver ces assertions.

En résumé les malheureux habitants de Gennevilliers sont cruellement
éprouvés par l'expérience tentée sur leur territoire. On ne trouverait pas un
habitant sur vingt qui se félicitât du résultat obtenu. Leurs puits, leurs caves
sont inondés, la solidité de leurs maisons en grande partie sera dans un
temps prochain gravement compromise.

Quoique le village soit relié par un tramway au boulevard Haussmann, il
n'y a plus pour eux aucun espoir de voir la villégiature donner une grande
plus value à leurs terrains.

L'expérience a démontré que cet engrais trop puissant ruine la terre en
épuisant rapidement les autres éléments constitutifs du sol ; qu'il infecte
l'atmosphère, souille les nappes d'eau sous-jacentes.

Si le déversement des eaux d'égout produit des résultats désastreux dans
des pays de cultures, quelles conséquences ruineuses n'aurait-il pas dans
nos localités bourgeoises, dont la salubrité constitue la principale richesse. »

Ce document est signé du Dr Lelièvre, conseiller municipal, et de
M. Bousson, maire de Chatou, il a été produit au Conseil municipal de cette
ville, et a été largement publié et connu ; il a été donné au Comité de défense
de Saint-Germain, qui n'aura pas manqué de le faire parvenir au Parlement.
Et cependant il n'en est pas fait mention ni dans les rapports ni dans les
débats à la Chambre et au Sénat, malgré la vivacité des termes de sa rédaction qui méritait certainement au moins un examen, une discussion, sinon
une réfutation.

S'il faut considérer comme admises toutes les assertions qui y sont énon-
cées, il y a lieu d'être surpris qu'on ait pu proclamer si admirable l'expérience
de Gennevilliers, qu'on l'ait prise comme appui pour la continuer à Achères,
et que, même à l'étranger, on lui ait fait une réputation si peu méritée.

Il est joint à ce travail un plan de l'ensemble des irrigations projetées
en 1879, avec une légende qui exprime les accusations les plus graves de
réelle tromperie.

On ne peut pas s'expliquer que tout cela ait pu être dit et répandu sans
objection de la part de l'administration intéressée.

Nous pourrions faire beaucoup d'autres emprunts à d'autres adversaires de
Gennevilliers, adversaires de l'épandage ou plutôt de la manière dont l'application en a été faite, adversaires du tout à l'égout.

Nous pourrions, sans rappeler les discours des députés et sénateurs pendant
la discussion des lois de 1889 et de 1894, dont nous donnons d'ailleurs
l'analyse sommaire, nous pourrions invoquer les travaux de M. Daremberg
dans le *Journal des Débats* en juillet et août 1885, février 1887 ; nous appuyer
sur M. Humblot lui-même, ingénieur en chef des égouts de Paris, en 1885.

Nous pourrions recourir aux arguments produits avec une si vigoureuse
énergie par le Comité de Saint-Germain, par MM. Salet, Duverdy, Dr Larger, etc.

Mais ce que nous venons d'exposer sur Gennevilliers démontre bien que l'expérience n'aurait pas dû être prise comme type des opérations plus considérables à exécuter ultérieurement et qu'il a fallu singulièrement dissimuler la vérité pour obtenir le vote des deux lois de 1889 et 1894.

Quant à Achères, nous avons expliqué le mode vicieux dont l'épandage y est pratiqué, mode dont le résultat le plus certain est de laisser la Seine empoisonnée comme avant 1889 et même davantage. Relativement aux cultures qui y sont faites, nous voulons rapporter une note publiée par la *Gazette de Maisons-Laffitte*, du 13 février 1898, sous la signature du Dr Larger, bien placé pour être bon juge et témoin :

« En résumé, dit le docteur, dans le *Parc agricole*, la culture des céréales est nulle et celle des plantes sarclées très défectueuse.

« Qu'y voit-on encore? Rien, si ce n'est, en dehors de quelques rares fourrages, les choux hydropiques, les poireaux gonflés, les carottes aqueuses, etc. Le fameux parc agricole se réduit à un parc de mauvaise culture maraîchère. La Ville de Paris a compris elle-même que la culture maraîchère avait des limites, et qu'en étendant ses champs d'épuration à Méry, Triel, etc., il finirait par y avoir surproduction de légumes de qualité inférieure sans doute, mais en quantités telles que le marché en serait encombré. Et c'est pour éviter cet écueil qu'on a voulu tenter la grande culture en l'associant à l'épuration. C'était vouloir tenter l'impossible.

« La solution actuelle du problème, puisqu'on veut absolument s'en tenir à l'épuration, me paraît être celle qui a été proposée dans un article de la Revue scientifique du 28 octobre 1897, visiblement inspiré par M. Vincey, professeur d'agriculture du département de la Seine.

« Elle consiste dans la transformation des champs d'épandage en prairies-patures pour les vaches laitières. Aussi bien les célèbres *marcites* milanaises ont depuis longtemps démontré l'excellence de ce mode de production fourragère. Ce système me paraît comme à M. Valin, le plus avantageux au point de vue hygiénique, car, dit ce dernier, la production laitière dans les champs d'épuration, interpose entre l'eau d'égout et le consommateur humain, un double filtre modificateur de la matière, le filtre terrestre et le filtre animal (la vache).

« Il est en effet démontré par des expériences faites, tant à l'étranger qu'en France même, que le lait de vaches nourries d'herbes irriguées par les eaux d'égout, est aussi sain qu'abondant.

« Si l'on ne veut entrer franchement dans la voie de l'utilisation agricole, la seule culture qui puisse s'accorder avec l'épuration c'est la culture fourragère. Que ne l'emploie-t-on.

« Dans le mémoire de M. Launay, on relève encore cette double assertion :

« 1o L'expérience du champ d'Achères prouve que les craintes formulées au sujet de la formation de marécages ne sont pas fondées. »

Or, cette expérience prouve tout justement le contraire, et la Commission de surveillance, dans son dernier rapport, constate officiellement la présence de diverses flaques d'eaux d'égout stagnantes dans les terrains irrigués. Je puis même ajouter, pour l'avoir constaté *de visu*, qu'il en existe encore en ce moment même, notamment autour de la maison du fort Saint-Sébastien.

5

Il est donc incontestable que la matière organique s'accumule dans le sol soumis au déversement des eaux d'égout et que l'on détermine de la sorte la formation d'un véritable marais susceptible de provoquer des fièvres.

La Ligue Paris-Banlieue

Indépendamment de tous les griefs signalés, un peu généraux quoique très importants puisqu'ils affectent l'hygiène publique, c'est-à-dire la santé et la vie d'une grande population, nous aurions voulu donner le tableau des intérêts matériels, positifs qui se trouvent lésés par l'état actuel de la Seine.

Il n'a pas dépendu de nous qu'il ne fût fait une enquête très précise qui nous paraissait facile à établir, non seulement de toutes les causes qui empoisonnent le fleuve, ce qui aurait formé la suite et le complément de l'état des déversements d'égouts qui se trouve dans le rapport de M. Bourneville, page 194, mais encore des dommages de toutes sortes éprouvés par les riverains.

Cela mérite peut-être d'être raconté, à titre d'épisode dans la campagne contre le tout à l'égout.

On sait, on peut du moins savoir, qu'une Ligue dite de Paris-Banlieue a été constituée en 1896, se donnant pour mission très honorable et très intéressante, de défendre les intérêts communs aux deux régions.

La Ligue a réuni une centaine de communes adhérentes; chaque commune a désigné deux délégués nommés par le conseil municipal.

A la première réunion de la ligue, le 8 août de cette même année 1896, le Bureau avait préparé, et il fit adopter une pétition relative aux trains de nuit; on projeta de s'occuper d'améliorations aux prix et heures des trains ouvriers, de s'occuper des eaux, de l'éclairage, etc.

A la fin de la séance, un des délégués, M. Bellangé, maire de Meulan, signala à l'assemblée une question qui lui semblait devoir rentrer naturellement dans ses attributions, celle de l'assainissement de la Seine qui intéresse la population de Paris tout autant que celle de la banlieue.

Après un instant d'hésitation, cette question fut adoptée par la Ligue, et on forma une commission spéciale des délégués riverains du fleuve ou intéressés.

Dans cette Commission, M. Guillaume Beer fut nommé président à juste titre, puisque l'honorable conseiller général s'était déjà depuis longtemps occupé de la question au Conseil général de Seine-et-Oise, et que même il avait pris l'initiative d'organiser, dès le 28 juillet 1892, un Comité de Seine-et-Oise contre le tout à l'égout qui était déjà alors, en réalité, le tout à la Seine.

Nous faisions partie de cette Commission.

Voici le programme que, dans une courte présidence d'âge, nous avions proposé à nos collègues :

1° Connaître toutes les causes de pollution du fleuve et, pour cela adresser à toutes les communes, à tous les délégués intéressés, une formule très détaillée des diverses causes possibles qui se seraient trouvées sur leur territoire ; il y a beaucoup d'autres causes que les égouts de Paris qui nous empoisonnent, et il faut les signaler, en vue de les faire cesser ;

2° Étaler aux yeux de chacun toute l'horreur de cette situation depuis Corbeil jusqu'à Mantes et même plus loin ;

3° Faire établir sur un questionnaire également très détaillé la somme des dommages éprouvés par toutes les catégories de riverains, propriétaires ou locataires, commerçants, restaurateurs, pêcheurs, promeneurs, etc. ;

4° Reconnaître et proclamer comme nécessaire la suppression du tout à l'égout de Paris qui est, sinon la seule, tout au moins la principale cause de nos maux ;

5° Enfin chercher les moyens d'y suppléer.

On crut devoir faire autrement, suivre comme on a dit, une autre tactique. Le Secrétariat de la Commission fit, peut-être un peu prématurément, un assez grand nombre de questions aux communes mais qui laissaient trop à faire aux conseils municipaux et aux délégués. Un pétitionnement qui dura longtemps et cependant resta incomplet finit par être remis au Ministre de l'Intérieur. Qui pourrait dire aujourd'hui ce que sont devenues ces pétitions et à quoi elles ont servi.

Une demande de fonds ne produisit qu'un résultat assez maigre.

Le meilleur résultat, produit de la Commission spéciale, fut un rapport rédigé par le Président et distribué à petit nombre dans les communes.

Il y eut cependant un commencement de la double enquête que nous avions conseillée, et nous voulons en signaler quelques résultats qui démontreront combien elle aurait pu être utile si elle avait été continuée, suivie et demandée à toutes les communes riveraines.

Sur cent communes adhérentes à la Ligue, il y en a environ cinquante-cinq qui sont intéressées à l'assainissement de la Seine d'une façon pressante.

Neuf seulement ont dressé un rapport sur les causes d'insalubrité, quelques-uns de ces rapports offrent un intérêt très réel.

Quelques autres ont donné seulement le bilan des dommages. Dans une commune, il a été adressé aux riverains un questionnaire individuel, dont les réponses catégoriques ont énoncé pour l'ensemble une dépréciation foncière de 425,000 francs, un préjudice causé aux valeurs locatives estimé à 96,450 francs et une diminution des affaires commerciales de 429,000 francs ; cela fait un million de perte pour 37 riverains.

Onze Conseils municipaux ont fait ou renouvelé des délibérations de protestation contre le tout à l'égout.

Les communes se plaignent des émanations pestilentielles qui rendent les maisons inhabitables, chassent les promeneurs, suppriment le canotage, la promenade en bateaux et, par suite, les garages, les constructeurs et loueurs de bateaux. Les bateaux-lavoirs ne peuvent accomplir leur travail, les propriétaires et gardiens sont délogés, les ouvrières empestées ; les abreuvoirs sont supprimés ; les prises d'eau pour teinturiers et lavages d'étoffes empêchés ; plus de boisson pour les habitants, ce qui amène de grands frais pour les communes ; les puits voisins sont contaminés ; plus de poissons, de pêcheurs, de fabricants d'engins, etc.

Voilà un aperçu très sommaire des doléances dont on pouvait recueillir l'exposé très complet de chaque commune ; il est probable qu'un tel dossier finirait par émouvoir non-seulement les agents de l'administration municipale, mais encore le Parlement et même le Gouvernement qui a conseillé l'épandage à la Ville de Paris et qui n'empêche pas les déversements à la Seine.

Il ne faut pas désespérer de la situation, la Ligue existe toujours, mais elle se préoccupe d'autres intérêts.

L'assainissement de la Seine qui touche à la santé et à la vie de tant d'habitants, nous semblait devoir tenir le premier rang de ses préoccupations.

Nous devons dire cependant que nous avons fait, en bande, une série de visites au Ministre de l'Intérieur, au Ministre des Travaux Publics, aux Préfets de la Seine et de Seine-et-Oise, au Président du Conseil Général de la Seine ; nous étions sous la conduite de M. Alexandre Lefèvre, sénateur, président de la Ligue.

Partout nous avons été accueillis avec la plus grande bienveillance, il a été fait par notre honorable Président un exposé sommaire de ce que nous demandions, sur le service des eaux potables et sur les eaux d'égout, mais surtout sur les eaux potables. On nous félicita partout de notre entreprise, et on nous fit de bonnes promesses !

Il faut signaler un incident que nous avons bien retenu ; nous avions avec nous l'honorable M. Strauss, ancien conseiller municipal, qui venait d'être nommé sénateur. M. Strauss avait été de tout temps au Conseil l'adversaire le plus opposé aux plans des ingénieurs.

Dans le cabinet de M. le Président du Conseil Général, en présence de plusieurs notabilités de l'administration municipale, M. Strauss s'éleva avec véhémence contre l'état actuel amené par la loi de 1894, et il déclarait en frappant sur la table qu'il n'était pas possible de laisser durer davantage cette situation ; « il faut y changer quelque chose, dût-on modifier la loi ou la supprimer ».

C'est bien notre avis.

La Ligue, nous l'avons dit, n'a pas désarmé et elle peut être un puissant levier d'opinion pour la suppression du tout à l'égout.

Paris est-il assaini ?

Ainsi le tout à l'égout qui, d'après les affirmations de tous ceux qui ont voulu l'instituer, devait assainir la Seine, a produit le résultat, diamétrale-lement opposé, de l'empoisonner de plus en plus et dans des proportions tout à fait menaçantes pour l'avenir.

A-t-il du moins assaini Paris?

A-t-il assaini la maison, le sous-sol, l'atmosphère?

Nous ne parlons pas de la rue, qui n'a rien à faire avec les matières fécales et qui n'y aura jamais plus rien à faire, il faut l'espérer.

C'est la maison qui paraissait avoir tiré le meilleur profit du système et, en effet, il semblait commode et rapide, en tirant seulement un cordon toujours à portée de la main, de se débarrasser du résidu humain, sans prendre souci, aucun souci, de ce que cela devenait, où cela pouvait aller. Mais voici que déjà on trouve la dépense d'eau un peu considérable, et alors, au lieu d'opérer une chasse immédiatement à la chute, où cela se produit, dans chaque cabinet, à tous les étages, on a imaginé de faire une chasse au bas du tuyau, sorte de collecteur de chaque maison au point où il va pénétrer dans le branchement d'égout.

Dans de telles conditions, la maison ne serait plus assainie, car les matières plus ou moins denses, en dégringolant du sixième étage et même moins, finiront bien par laisser des parcelles d'elles-mêmes qui resteront accrochées aux ronces du chemin et, au bout d'un certain temps les conduites, si elles ne sont pas obstruées, seront tout au moins garnies d'un enduit dont il est facile de prévoir les effets.

En supposant que l'on renonce à cette modification et que l'on maintienne la dépense d'eau, tout partira donc d'un seul trait, d'un seul flot pour mieux dire, et s'engouffrera dans l'égout.

Et voilà la maison débarrassée, assainie.

Mais cet égout, qui s'étend sous toutes les rues de Paris avec une longueur de plus de 1,400 kilomètres, est-ce que ce n'est pas là actuellement le vrai dépotoir remplaçant la ceinture empestée des anciens établissements de même nom?

En prenant les choses en l'état le plus favorable, c'est-à-dire en supposant que le tout à l'égout bat régulièrement son plein effet, que la totalité des chutes des 90,000 immeubles de Paris déverse dans les conduites souterraines les nombreux millions de mètres cubes de matières qui embarrassent la Ville ; en supposant qu'il n'y aura pas manque d'eau, manque de pente, pas d'obstructions ni de fuites graves, il faut toujours considérer que le trajet sera d'assez longue durée pour que le sol environnant se trouve empoisonné par les suintements à travers les parois de 0^m,20 de pierre meulière et par les évents qui aboutissent sur les voies publiques.

Personne n'a réfuté sérieusement l'affirmation de M. Camille Raspail que les matières mettent, dans certaines parties, trente et même quarante jours avant d'arriver à l'exutoire de Clichy. (*Chambre*, 24 *janvier* 1888, *pages* 136 *et* 137. — 12 *mars* 1889. 552-1.)

Voici comment s'exprimait M. Strauss, conseiller municipal à Paris.

« On chante les louanges de M. Durand-Claye, mais on se garde bien de
« vous apporter ces faits substantiels que nous révèle l'ouvrage de M. Humblot.

« Il établit qu'au lieu de cette expulsion rapide qu'on faisait entrevoir, il y
« a des intermittences de très longue durée, *jusqu'à deux mois*, pendant les-
« quelles les matières putrescibles subissent une fermentation énorme. Ce
« n'est pas seulement dans les égouts autres que les collecteurs, mais dans
« ces collecteurs eux-mêmes que le danger apparait. Les vannes s'avancent
« avec une vitesse qui est à peine sensible à l'œil, On ne peut les faire tra-
« vailler plusieurs à la fois qu'en les tenant à une distance telle que celle
« d'aval ne gêne pas celle d'amont ; pour cela il faut ménager entre elles un
« intervalle de deux à trois kilomètres, suivant le cas. Les matières qu'elles
« poussent en avant peuvent donc mettre un temps très long depuis leur
« départ jusqu'à leur arrivée en Seine.

« Par exemple, si l'on considère un wagon-vanne dans le collecteur des
« bateaux partant de la rue du Faubourg-du-Temple, il lui faut, pour aller à
« la Pépinière, dix jours. Le banc de sable repris à cet endroit par le bateau-
« vanne du collecteur d'Asnières demande, pour être conduit à l'extrémité,
« trente jours. Ensemble quarante jours ! » (Raspail, *Chambre*, 21 *janvier* 1888, 83-1.)

Voici l'opinion de M. Brouardel, extraite du procès-verbal de la Commission technique du 7 juin 1883 :

« M. Brouardel ne voit pas quel avantage présente sur les fosses fixes un système qui communique largement avec les voies publiques, qui substitue à une fosse plus ou moins cubique une fosse allongée dans laquelle, ainsi que l'a déclaré M. l'ingénieur en chef des égouts, les matières peuvent mettre 18 jours pour aller du faubourg Saint-Antoine au débouché d'Asnières, même alors qu'elles tombent dans un collecteur. (*Chambre*, 21 *janvier* 1888, 83-1.)

« Ce ne sont plus alors que des fosses horizontales, la bouche d'égout en est le tuyau d'évent. »

Peut-on dire après cela que le système actuel comporte l'évacuation *rapide* des matières fécales, soit de la maison, soit de la ville? N'expose-t-il pas au danger des fermentations pestilentielles tant et à juste titre reprochées aux fosses fixes?

En supposant même que le trajet soit rapide, il n'est pas moins certain que chaque point intérieur de la paroi des égouts se trouvera, pendant 24 heures par jour, c'est-à-dire continuellement, sans jamais aucune interruption, malgré la « circulation partout » évoquée par M. Mesureur, en contact avec les matières contenues, de telle sorte que Paris se trouvera sillonné (1.400 kilomètres) souterrainement, nuit et jour, sans discontinuité, perpé- tuellement, par un fleuve aux mille ramifications, de la matière que nous connaissons!

Et ne doit-on pas prévoir qu'au bout d'un an, dix ans ou plus, les parois cimentées, fêlées, lézardées, sinon tout à fait percées, laisseront s'écouler à plein sol les gaz et les liquides empoisonnés.

Jolie perspective du sous-sol parisien à prévoir pour nos arrière-neveux.

Si la maison venait à n'être assainie qu'au point où elle n'est plus la maison, mais l'égout,

Si l'égout n'est qu'un fleuve stercoral destiné à porter à la Seine ses flots d'immondices,

Si le sous-sol parisien reste contaminé et risque de le devenir de plus en plus,

Si l'atmosphère des rues reste puante par les 12.116 bouches d'égout qui la maintiennent en communication avec les émanations des matières de vidange,

Si les régions supérieures sont toujours obligées de supporter les odeurs des tuyaux d'évent, les odeurs de Paris comme on a dit.

Si le fleuve de la Seine ne fait que s'envaser et se polluer chaque jour davantage,

Ne doit-on pas reconnaître qu'aucun bien n'a été produit par le système d'assainissement adopté par le service municipal.

Dans cet état de choses, ne peut-on se croire autorisé à demander la cessation immédiate de ce système?

Ne faut-il pas demander d'une façon pressante, au Parlement, l'abrogation de la loi de 1894, et l'obligation pour la Ville de Paris de chercher autre chose pour arriver à un assainissement plus assuré pour elle et moins nuisible à ses voisins?

Quand nous demandons qu'on arrête le tout à l'égout, nous avons la conviction qu'il vaut mieux le faire tout de suite que plus tard, parce que la temporisation ne peut que faire s'accroître le danger de la situation au point de vue hygiénique, l'accumulation des dépenses inutiles et l'obligation de destructions plus considérables.

« Ne craignez-vous pas, disait M. Georges Berry, qu'à un moment donné — je le crains pour ma part — nous soyons en face d'une infection complète de la Ville de Paris? Ne craignez-vous pas qu'alors on soit obligé de revenir en arrière et de constater que ce qu'on a fait a été mal fait et qu'on a dépensé en pure perte 200 ou 300 millions? »

« Cela est possible, et vous aurez, messieurs, assumé une grande responsabilité en autorisant cet emprunt. (*Chambre, 27 février 1894.*) »

MOYEN DE REMPLACER LE TOUT A L'ÉGOUT

Les divers systèmes.
Conditions à exiger d'un système définitif.

Après avoir cherché à démontrer les dangers, les méfaits pour le fleuve et ses riverains que présente le système du tout à l'égout qui n'est réellement que le tout à la Seine, selon l'expression très juste de M. Guillaume Beer, après avoir demandé que le Parlement démolisse rapidement ce système néfaste et demandé que Paris cherche autre chose, nous croyons devoir, dans la mesure de nos moyens, dire comment il est possible d'avoir *autre chose*.

Les systèmes ne manquent pas, et l'on pourrait reprocher peut-être à Paris d'avoir suivi trop obstinément les plans d'un seul ingénieur, si éminent soit-il.

C'est M. de Freycinet qui doit être considéré l'auteur tout premier du tout à l'égout; c'est lui qui, après son voyage d'études en Europe vers 1860, conçut d'un bloc le mode du tout à l'égout comme le moyen le plus rapide, le moins coûteux et le mieux approprié, de transporter les matières fécales des cabinets d'aisance aux champs d'épandage.

On doit joliment en rabattre de tous ces avantages prédits par l'illustre ingénieur, tant au point de vue de l'économie que de la rapidité de transport.

La Ville a été à même de faire l'essai de systèmes différents très nombreux; des offres lui ont été faites de les mettre en pratique aux risques et périls des seuls inventeurs, sans qu'il en coûte rien aux contribuables et presque rien aux propriétaires.

Mais systématiquement ils ont tous été écartés pour laisser le champ libre au système préconisé par le service municipal.

C'était pourtant le moyen de connaître, comparer et pouvoir adopter, après expérience, le mode le meilleur; chacun d'eux eût pu se perfectionner et devenir définitivement bon. Il fallait seulement laisser aux entreprises la responsabilité de leurs œuvres, en les maintenant rigoureusement dans le cadre des lois et réglementations générales relatives à l'hygiène publique.

Tous ces systèmes sont très nombreux, disons-nous, et nous aurons quelque peine à en faire même la simple énumération.

Mais ce sera pour déclarer que nous les repoussons tous dans l'état où ils sont actuellement présentés. Nous dirons pourquoi.

Nous n'aurons d'ailleurs qu'à renvoyer aux critiques qui en ont été faites par les rapports de MM. Bourneville, Cornil, Mesureur, et par les discours prononcés dans les deux Chambres, lors de la discussion des lois de 1889 et 1894; ces systèmes ont été traités de façon à être tous repoussés malgré la valeur relative de quelques-uns; le lecteur pourra en trouver un exposé suffisant dans la rédaction du *Journal Officiel*, et un plus complet encore dans les comptes-rendus du Congrès de Paris.

Le bon système d'assainissement doit satisfaire à certaines conditions d'hygiène et d'économie absolument inéluctables; toutes les conceptions déjà parues ont manqué, nous semble-t-il, de se rattacher aux grandes idées principales qui devaient les diriger sans cesse, ramener tous leurs efforts au même but.

Nous allons développer cette pensée :

La première condition d'assainissement, celle qui importe le plus à l'hygiène, c'est-à-dire à la conservation de la santé, de la vie humaine, qui doit tout primer par conséquent, c'est :

1° *Débarrasser promptement les villes de leurs matières résiduaires.*

Cet enlèvement rapide n'a pas besoin de bien longues justifications; on a répété et compris partout la nécessité de ne pas laisser séjourner les détritus, sous peine d'entraîner des fermentations, causes d'empoisonnements.

Peut-on dire que la Ville de Paris ait eu souci de cette obligation primordiale? Assurément non, puisque les matières fécales sont promenées, pendant un temps qui va jusqu'à 30 et 40 jours, dans les égouts de son sous-sol. L'enlèvement rapide consisterait à prendre les matières au moment de leur émission, coûte que coûte, et à les transporter par les moyens rapides, à une grande distance, aussi grande que possible, des agglomérations d'hommes.

La seconde condition, qui complète la première, qui importe donc aussi à l'hygiène, mais qui se rattache à l'économie, c'est :

2° *Employer les détritus et résidus comme engrais fertilisateurs.*

Il est bien évident qu'après avoir débarrassé les villes des matières fécales qui les empoisonneraient, il faut se préoccuper de ce qu'on en peut faire, il faut savoir où les mettre, et rien ne paraît plus raisonnable que de les rendre au sol d'où ils sont tirés par les végétaux servant à la nourriture de l'homme et des animaux.

Il est rationnel de les mettre à la disposition des agriculteurs qui les réclament depuis longtemps et, avec les agronomes et les savants, se plaignent de la dilapidation de cet engrais précieux.

Il est juste ainsi d'en tirer finalement, non seulement une valeur agricole, mais encore une valeur financière trop négligée jusqu'alors et qui cependant s'élève à 20 millions de francs par an pour la seule ville de Paris, à 200 millions et plus pour la France.

C'est enfin la destruction la plus assurée, ou pour mieux dire la transformation chimique d'éléments gênants pour les villes et qui les rend inoffensifs.

Nous copions d'ailleurs à ce sujet la page qui suit, extraite d'un travail spécial : « L'Engrais humain », par P.-N. Goux, propriétaire-agriculteur, daté de 1868 et publié chez Goin, à Paris, page présentant l'opinion de nombreux auteurs sur cette question.

« C'est surtout dans l'emploi des vidanges des villes et de leurs immondices que l'agriculture fonde ses espérances. Une ville qui rendrait à l'agriculture toutes ses immondices restituerait chaque année au sol les éléments réparateurs nécessaires aux plantes pour la reproduction des aliments de tous ses habitants. Toute agriculture qui ne reconstitue pas le sol est dévastatrice ; toute population urbaine qui laisse perdre ses immondices prépare son suicide. (*Dumas, séance du Sénat du 22 juillet* 1867.)

« C'est à recueillir la masse énorme d'engrais qui se trouvent aujourd'hui perdues dans les villes et dans les campagnes qu'on doit surtout s'attacher. (*J.-A. Barral, Opinion nationale du 11 avril* 1866.)

« Les campagnes n'auront jamais assez d'engrais, tant que les villes qu'elles alimentent perdront leurs résidus. (*Bella, directeur de l'Ecole d'Agriculture de Grignon.*)

« De l'étude des fumiers à celle des matières de vidange il n'y a qu'un pas. (*Bobierre, directeur de l'Ecole des Sciences de Nantes.*)

« Paris et toutes les grandes villes sont d'immenses fabriques d'engrais. Cet engrais est une richesse quand on sait ou quand on peut s'en servir ; il devient un fléau quand on ne sait pas ou quand on ne veut pas l'aménager. (*Victor Borie, « Siècle » du 27 octobre* 1865.)

« Les déjections de l'homme sont un des agents les plus actifs dont dispose le cultivateur. (*Boussingault.*)

« Les excréments humains, l'expérience agricole le confirme, sont au nombre des engrais les plus riches. (*De Gasparin, Cours d'agriculture.*)

« On a calculé qu'on perd en France pour plus de quatre milliards d'engrais. (*J. Girardin, Des Fumiers.*)

« M. J. Girardin cite l'expérience suivante de deux agronomes allemands :

Un sol sans engrais a donné........	3 fois la semence.	
Avec les engrais végétaux..........	5	—
Avec du fumier d'étable............	7	—
Avec de la colombine..............	9	—
Avec du fumier de cheval	10	—
Avec de l'urine humaine	12	—
Avec des excréments humains solides.	14	—

« Les magnifiques cultures qui font l'orgueil du nord de la France sont dues, cela n'est pas douteux, à l'emploi de l'engrais humain. (*Malaguti, Chimie appliquée à l'agriculture.*)

« La préparation, l'aménagement et le bon emploi des engrais sont les bases fondamentales sur lesquelles l'agriculture repose. (*A. Payen, membre de l'Institut.*)

« On ne conçoit pas que l'exemple du bon effet de cet engrais n'ait pas encore déterminé l'emploi général en agriculture, des matières fécales qu'on laisse perdre presque sur tous les points de la France. (*Pelouze et Frémy, Chimie organique.*)

« Dans une enquête agricole, M. Dumas, rapporteur, disait encore : Le sol de l'Europe est mal cultivé, car, en général, on ne lui rend pas ce qu'on lui enlève tous les ans depuis bien des siècles.

« Ce qui s'oppose à l'entière réintégration dans le sol des éléments fertilisateurs, c'est la perte presque complète des *principes fixes* des récoltes qui servent à l'alimentation humaine.

« Que convient-il donc de faire dans cette situation? Il n'y a qu'un moyen : puisque la cause de l'appauvrissement du sol tient à l'exportation du blé et du bétail des exploitations où ils ont été produits, puisqu'en définitive, ces denrées, après avoir servi de nourriture à l'homme, deviennent du *fumier humain*, utilisons ce produit au lieu de le laisser s'en aller à la mer.

« Ajoutons-le au fumier animal et, dès lors, il nous sera facile de rendre au sol ce que nous lui enlevons par les récoltes exportables.

« Que l'Europe entière imite certaines populations du continent qui attachent aux déjections humaines la même importance que nous attachons au fumier ordinaire, au guano, aux phosphates, alors le danger sera conjuré. (*Enquête officielle sur les engrais.*)

On conviendra que cette page intéressante vaut bien la peine d'être transmise.

Le même tout petit ouvrage renferme d'autres vérités non moins utiles dont nous ferons usage.

Il donne, entre autre choses le dessin d'une cuvette de cabinets construite d'une façon beaucoup plus intelligente que celle qu'on nous fournit journellement; l'ouverture supérieure de cette porcelaine se trouve d'un diamètre plus petit que l'ouverture inférieure, de telle sorte que ce qui y est introduit ou projeté n'est pas arrêté par les parois des anciennes porcelaines qui sont disposées inversement, c'est-à-dire qui vont obliquement vers l'orifice inférieur d'un diamètre plus petit que le supérieur.

Il donne encore la description d'une tonne qui doit rendre de grands services dans les habitations des campagnes, et qui a été reproduite par M. Camille Pabst dans l'agriculture moderne du *Petit Journal*. (30 *mai* 1897.)

A la suite de ces deux premières conditions d'un système d'assainissement qui doivent être considérées comme absolument obligatoires et dont il ne devrait être permis de s'éloigner sous aucun prétexte, nous pouvons énoncer d'autres conditions, importantes aussi, mais qui ne sont que des corollaires des deux premières, ainsi :

3º *Il ne doit être fait nulle part aucune accumulation de matières.*

Toute agglomération de matières produit fatalement une fermentation dont le danger est incontesté. Cependant de tout temps on s'est ingénié, et de nos jours encore, à faire de gros amas de cette marchandise, soit dans les anciens dépotoirs et voiries, soit actuellement en de plus ou moins vastes champs d'épandage qui, ne pouvant absorber la trop grande quantité de matières qui y est projetée, ne valent pas mieux que les dépotoirs.

Il est donc complètement injustifiable que l'on établisse, même dans les villes, une série de canalisations qui constituent déjà par elles-mêmes autant de dépôts permanents, pour amener les produits de toutes les chutes en un point central pour les envoyer de là à des dépôts plus éloignés. Il est évident que tous ces parcours, stagnations et dépôts sont des plus pernicieux pour l'hygiène, par leurs odeurs et par leurs infiltrations.

4º *Les matières qui sont destinées à servir d'engrais ne doivent subir aucune altération qui détruise ou amoindrisse leurs qualités fertilisantes.*

Ainsi nous repoussons tous les traitements chimiques des matières qui, sous prétexte de les rendre plus maniables, plus transportables, les rendent nuisibles à la végétation et par conséquent impropres à l'utilisation agricole. Nous repoussons aussi la dilution exagérée que l'on pratique à Paris sous le prétexte d'un transport rapide et aisé, d'après les principes de M. de Freycinet.

On est arrivé par là à un résultat merveilleux, en vérité ! On dépense des sommes énormes pour faire arriver à Paris des rivières dont on prive les habitants et les industries des environs ; recherche et acquisition des sources, construction à grands frais de conduites d'amenée, de réservoirs, de conduites de distributions, et finalement, si on n'obtient qu'une dilution imparfaite, puisqu'on retrouve toujours des corps concrets flottants du plus repoussant aspect, en revanche, on accompagne les matières fécales de tant d'eau qu'elles ne forment plus qu'un engrais de médiocre qualité qui manque d'efficacité et dont il faut user des quantités exagérées par hectare de culture. Tous ces liquides sont amenés d'une façon très coûteuse aux machines élévatoires, pour être refoulés de là aux champs d'épandage d'une façon non moins onéreuse pour les finances municipales.

Beau résultat ! Mais est-ce bien vraiment intelligent !

5° *Le sol ne doit pas en recevoir plus que la quantité absorbable par les végétaux qui y croissent.*

Cette condition, qui nous paraît tout à fait rationnelle, se justifie par la nécessité de ne pas laisser sur la surface du sol des mares stagnantes interdites déjà par l'article 4 de la loi de 1889 et par l'article 6 de la loi de 1894. Ces mares seraient de vrais dépotoirs. Cette condition doit éloigner aussi les opérations dites d'épuration (en dehors de tout usage agricole) et de filtration, ces opérations pouvant donner lieu de craindre l'infiltration des eaux nocives dans les couches profondes du sol et de polluer ainsi les eaux de sources, les puits, etc.

6° *Les matières pour engrais doivent être transportées aux champs d'utilisation dans des récipients hermétiquement clos.*

Il est bien certain que les moyens employés aujourd'hui, comme ceux qu'on propose d'employer, ne remplissent cette condition que d'une façon très imparfaite et présentent trop de chances aléatoires d'être mis hors de service.

Il s'agit parfois de faire très loin ces transports, et alors les frais d'établissement, de construction et d'entretien sont très élevés, l'engrais devient onéreux et les cultivateurs le délaissent.

Il faut considérer que les égouts tels que ceux de Paris, malgré leur bonne construction, tout aussi bien que le canal vers la mer, sont exposés à subir tous les accidents provenant soit de la trépidation amenée par la circulation des lourds fardeaux, — que va donc produire le métropolitain souterrain ? — soit par les mouvements du sol venant de la circulation souterraine des eaux, soit même des phénomènes géologiques dont on ressent encore assez fréquemment les secousses dans nos régions. Les maçonneries les mieux établies sont sujettes à beaucoup de dégradations ; et alors on est exposé à avoir des fissures insidieuses, des solutions de continuité graves, capables de laisser s'écouler à plein sol les liquides qui empoisonneraient tout le sous-sol environnant.

Les conduites métalliques du système Liernur n'offrent pas une garantie de solidité plus assurée. Dans ces conditions on ne peut guère prévoir les conséquences qui en peuvent résulter pour la santé publique, et ce ne peut être qu'une grave imprudence de s'y exposer.

Le projet vaste de 1875 et le tout à l'égout de Paris ne présentent pour l'épandage, pour l'utilisation agricole qu'un rayon d'action beaucoup trop restreint; comme aussi le canal vers la mer, ils ne favorisent de ce qu'ils appellent leurs bienfaits que la seule vallée de la Seine, qui est peut-être la région du sol français qui a le moins besoin d'engrais.

Le système Liernur, qui aurait nos préférences, comparé à beaucoup d'autres, n'emporte malheureusement les matières qu'à quelques pas de Paris, et ne sait plus ensuite quel emploi en faire, quelle destination leur donner. Si c'est pour les traiter dans les usines autour de la capitale pour en faire des chlorhydrates d'ammoniaque, nous voilà revenus à la ceinture empoisonnée que donnaient à Paris les anciens dépotoirs.

Le traitement des matières dans les usines pour en faire des engrais forme encore un mode de restitution au sol que nous approuverions volontiers, pourvu que cette transformation s'opère loin des centres d'habitation. Il faudrait donc envoyer l'installation de ces usines à 100 kilomètres de la grande Ville, Paris ou autre, et les espacer entre elles dans les contrées qui ont besoin de leurs produits.

Nous ne parlons pas dans cette énumération des conditions à imposer à tout système d'assainissement, de l'obligation, qui doit paraître si naturelle à tous les esprits éclairés et consciencieux, de ne point empoisonner ses voisins, de ne pas se décharger de ses propres ordures pour les jeter comme avec un vieux journal, dans le jardin contigu ou dans le puits mitoyen.

Il faut avoir, comme on l'a eu à Paris, le mépris des lois de l'hygiène publique, aussi bien que le mépris des lois de l'Etat, pour déverser depuis bien plus de quinze ans toutes les eaux d'égout dans la Seine, au risque de faire du fleuve ce qui a été fait des égouts eux-mêmes, un fleuve stercoral qui un jour ne permettra plus la navigation, et se trouvera capable d'engendrer la plus épouvantable épidémie. Car on ne saurait trop rappeler que la loi de 1889, qui impose à la Ville les conditions de l'épandage à Achères, dit textuellement, article 4, 3e paragraphe : « Le tout sous la surveillance de ses « agents, sans former de mare stagnante, *ni opérer de déversement d'eaux* « *d'égout non épurées en Seine*, dans la traversée du Département de Seine- « et-Oise, sauf les cas de force majeure. »

Ces mots « sans former de mare stagnante » doivent être l'objet d'une réflexion anecdotique qui ne manque pas d'un certain sel.

A la suite de la loi du 10 juillet 1894 dont l'article 6 prescrivait à la Ville de se conformer aux conditions prescrites par l'article 4 de la loi de 1889, il fut promulgué un décret, le 23 février 1895, pour déclarer d'utilité publique les travaux d'adduction des eaux d'égout de Gennevilliers sur les communes de

Clichy, Saint-Ouen, Ile-Saint-Denis et Gennevilliers, et pour le drainage des eaux épurées.

L'article 1er du décret fait cette déclaration d'utilité publique.

L'article 2 dit que les eaux d'égout ne seront livrées aux propriétaires que sous une condition détaillée en trois alinéas dont le troisième comporte cette rédaction abracadabrante : « 3o Que les eaux seront utilisées exclusivement pour la culture, *sous forme de mare stagnante* et sous la surveillance des agents de la Ville. »

Pour une coquille raide, elle est raide, et répandue par le *Bulletin des Lois* comme une saine et bienfaisante manne dans toutes les administrations et les 38,000 communes de France.

Le *Bulletin des Lois* qui renferme ce chef d'œuvre est certifié conforme par le Ministre de la Justice Trarieux.

Système proposé.

En recherchant les moyens de remplir les conditions d'un système rationnel d'assainissement des grandes villes, nous nous sommes arrêté à produire à la discussion les idées ci-après que nous considérons comme propres à résoudre le problème.

Nous sommes sans timidité à ce sujet parce que nous croyons fermement être dans la vérité, mais nous n'avons pas la prétention de croire que nos projets seront acceptés du premier coup, ce serait vraiment trop beau.

Nous avons le seul souci d'être utile, et nous ne voulons avoir d'autre préoccupation que le but à atteindre; nous ne serons pas arrêté par le tableau des difficultés, ni par le chiffre des dépenses.

Les difficultés, de nos jours, on peut toujours espérer pouvoir les surmonter; les dépenses si considérables qu'elles puissent être, ne le seront jamais autant que celles qui ont déjà été faites pour le tout à l'égout ni surtout que celles qu'il y aurait lieu de prévoir dans l'avenir si le système actuel était continué.

Le système que nous proposons ne se compose pas de choses neuves, ce qui nous vaudra probablement les premières pierres à la tête; mais nous estimons que lorsqu'on est passé à côté de la vérité sans s'y arrêter, il ne faut pas craindre un retour en arrière pour la retrouver.

Il faut revenir à la tinette d'antan. Non plus cependant à la tinette vilaine, sale, mal fermée, bruyante de ferraille et désagréable à voir autant qu'à sentir. Elle a beaucoup de modifications à subir. Nous allons essayer d'énumérer les qualités qu'elle doit avoir, pour répondre à tout le nécessaire.

Elle doit pouvoir être placée directement sous la chute des cabinets de telle sorte que les matières y descendent naturellement sans qu'il y ait possibilité d'échappement de liquides ou de gaz.

Elle doit donc offrir une construction rigoureusement soignée.

La fermeture doit être facile, complète et solide.

Nous pensons que le métal galvanisé est le plus convenable, ce qui nous permettra de l'appeler *tonne métallique*.

La forme devrait être celle d'un carré long à mettre debout dans le genre des poubelles, avec des oreilles placées en renfoncement. La forme carrée se plie mieux à l'empilement pour le transport en voiture, en wagon ou en bateau.

Les dimensions doivent être telles qu'elles permettent un maniement et un transport aisés. Le poids ne devrait pas dépasser 200 kilogr., peut-être même 100 ou 150 kilogr. ; c'est ce dernier chiffre que nous adopterions.

Ce subdivisionnement des récipients n'est pas de fantaisie; il a pour objet de rendre très aisément maniable et d'éloigner de toute idée de grande quantité, d'amoncellement, d'agglomération, puisque ces derniers modes de maniement sont difficiles, dangereux pour l'hygiène en produisant les fermentations tant reprochées. Il faut suivre les indications naturelles, envoyer vite, au loin, par petites quantités.

Les dimensions restreintes du récipient peuvent être déduites des quantités émises par jour par chaque individu.

Il est indiqué dans le rapport Bourneville, page 12, que les déjections d'un adulte sont journellement du poids de 1 kil. 26 dont 1 kil. 17 est liquide, et nous disons tout de suite qu'il est important de ne rien perdre de cette forte proportion de liquide. Théoriquement un récipient peut donc servir pendant 100 jours à une seule personne. Dans une famille de quatre personnes, il peut durer 25 jours. Dans une maison de 100 habitants, un seul récipient devrait suffire pour chaque jour. En supposant l'enlèvement des récipients tous les dix jours, tous les vingt jours, une seule voiture serait suffisante. Nous ne voulons pas nous engager ici dans une question de chiffres dans laquelle nous serions trop facilement battu par les hommes spéciaux qui sont beaucoup plus forts que nous. Nous avons voulu seulement montrer par les deux nombres ci-dessus qu'il ne faudrait pas tout d'abord s'effrayer du nombre des récipients, du nombre des voitures et des voyages au loin qui seront nécessaires.

Nous avons voulu aussi montrer la possibilité d'un enlèvement rapide hors de la maison, hors de la ville, dès lors qu'on aurait un instrument facile à manier et à manier proprement, au moyen duquel on serait complètement maître des matières si embarrassantes jusqu'alors.

Nous ne voulons pas dissimuler que nous venons déjà de franchir plusieurs difficultés sur lesquelles il faudra revenir, telles, par exemple, que la construction rigoureusement soignée du récipient, son occlusion parfaite et assurée, le petit local qui doit remplacer l'ancienne fosse agencé proprement aussi pour y faire les opérations d'enlèvement et d'occlusion. Mais nous ne pouvons qu'indiquer sommairement l'idée, laissant les détails d'exécution aux entreprises qui en seraient chargées.

- 80 -

Car il y a lieu de compter que les villes comme Paris ne voudraient pas se laisser de nouveau accuser d'avoir voulu faire une opération fiscale plutôt qu'une mesure de salubrité publique. La surveillance nécessitée, par exemple, par vingt compagnies, une par arrondissement, à Paris, donnerait au personnel actuel une ample provision d'emplois.

Le stimulant de l'intérêt amènerait parmi les vingt compagnies une émulation dont bénéficierait le service public. Le matériel se perfectionnerait ; les moyens de transport s'organiseraient de manière à porter au loin, par quantités strictement nécessaires, ce dont les cultivateurs des pays déshérités d'engrais auraient fait la demande.

Les Compagnies de chemins de fer, la batellerie organiseraient aussi des convois spéciaux à prix réduits pour une marchandise n'offrant plus aucun des inconvénients qu'elle présentait avec les anciens instruments.

La *tonne métallique* est-elle donc si complètement difficile à construire? Nous ne le croyons pas. La première compagnie qui obtiendra de l'Etat l'autorisaton de se fonder la mettra au concours et, l'intérêt aidant, trouvera bien l'instrument demandé.

On manie et on transporte au loin bien d'autres marchandises autrement puantes et dangereuses.

Le système actuel du tout à l'égout pèche presque exclusivement par le mode de transport de la maison aux champs de culture ; c'est donc à cela surtout qu'il faut porter remède.

Notre système donne satisfaction aux deux conditions essentielles de l'assainissement des villes : 1° *Débarrasser vite la ville des résidus ; 2° Employer ces résidus comme matières fertilisantes.*

A l'arrivée des récipients aux champs de culture, il en sera fait ce que le fermier croira pouvoir en faire, c'est-à-dire qu'il l'utilisera tout aussitôt ou qu'il l'emmagasinera en réserve pour le moment propice. L'emmagasinage sera facile en raison de la forme des récipients, et pourra se faire dans un hangar ou en plein air. C'est aussi en plein air, sur le terrain même, qu'aura lieu le lavage des tinettes, pour être réexpédiées propres à la Compagnie de la grande ville.

Au lieu d'être expédiés aux champs, les envois pourront être faits aux usines destinées à la fabrication des engrais spéciaux, mais loin des centres de population, de manière à n'avoir plus de ceinture empoisonnée comme celle des dépotoirs dont on se plaignait autour de Paris.

Tout cela ne paraît pas énormément difficile à obtenir, à installer. Il suffira de solliciter ou seulement de laisser se produire les intérêts les entreprises, en dehors surtout de toute ingérence de l'Ad-mi-nis-tra-tion, dont le rôle ne doit se manifester que pour une très sérieuse surveillance des opérations de propreté, d'hygiène.

Cela ne paraît pas difficile, à condition que chacun considère que la question est grave et qu'elle vaut bien qu'on en prenne souci.

Nul des autres systèmes ne nous paraît réunir comme celui-ci les conditions nécessaires.

Plus d'agglomération de matières, plus de bassins, plus de canalisations suspectes, plus d'émanations malsaines, plus de gaspillage d'eau propre qui pourra désormais rester abondante pour les usages de la famille, plus d'empoisonnement pour les voisins, partant plus de plaintes. Enfin nos fleuves, nos rivières ne donneront plus le spectacle lamentable qu'on a aujourd'hui ; leurs eaux pourront être utilisées même pour l'alimentation sans qu'on ait à redouter les épidémies de toute sorte ; on y pourra aussi plus aisément donner à la batellerie un essor, un développement qui devrait en faire dans l'intérieur le plus puissant moyen de transport.

Ce que nous disons-là s'applique aux matières fécales, qui forment la partie la plus embarrassante des résidus des villes ; mais rien n'empêche d'appliquer le même traitement aux eaux et ordures ménagères. Cela ne forme qu'une différence de quantités.

Avec les facilités de transport qu'amène l'emploi de la vapeur et de l'électricité, sans compter les canaux et rivières trop négligés, il n'y a plus à se préoccuper des quantités à transporter.

Ce ne peut plus être qu'une question d'argent, et elle doit, de nos jours, en France, paraître facile à trancher.

On pourra nous reprocher, nous le sentons bien, de ne pas donner des explications de détail suffisantes pour faire comprendre comme possible l'application de ce projet. Nous croyons que cela convient mieux à des gens plus autorisés, techniciens spéciaux, qui aplaniront beaucoup mieux que nous les difficultés.

Nous donnons l'idée générale parce que nous la croyons bonne, nous la croyons la meilleure comme répondant aux conditions essentielles du problème.

L'idée était d'assainir les villes sans nuire à personne, sans infecter nos cours d'eau que l'on veut transformer en dépotoirs. Le moyen, c'est de rendre facile le transport des résidus avec un récipient hermétiquement clos ; la difficulté nous semble se réduire à ce dernier point, et en vérité il serait risible de croire à l'impossibilité de cette invention.

Le but à atteindre, l'amélioration de l'hygiène et la conservation de la vie humaine, ne vaut-il pas les efforts nécessaires pour l'obtenir?

Il ressort de ce qui précède que nous n'avons pas voulu présenter un système particulier établi de toutes pièces. N'étant ni savant, ni ingénieur ou mécanicien, nous devions bien nous garder d'entrer dans le détail; mais nous n'en avons pas moins la nette conception.

Après avoir voulu démontrer la nécessité de supprimer le tout à l'égout et la loi de 1894 qui l'a institué, nous n'avons cherché qu'à faire abandonner le funeste principe de l'agglomération des matières résiduaires qui entraîne fatalement la fermentation et l'empoisonement.

Nous n'avons pas abordé la question financière, persuadé que nous sommes qu'elle est facile à résoudre, et que rien ne coûtera jamais, nous devons le répéter, aussi cher aux contribuables, aux propriétaires, que les énormes dépenses auxquelles ils sont livrés actuellement et inutilement pour cette matière.

Loi du 4 avril 1889 ayant pour objet l'utilisation agricole des eaux d'égout de Paris et l'assainissement de la Seine.

Le Sénat et la Chambre des députés ont adopté,

Le Président de la République promulgue la loi dont la teneur suit :

Art. 1er. — Il sera procédé à l'exécution des travaux nécessaires pour conduire dans la presqu'île de Saint-Germain les eaux d'égout de Paris, élevées par des machines établies à Clichy, conformément aux dispositions générales du projet dressé, à la date des 19 juillet-27 août 1880, par les ingénieurs du Service municipal de la Ville de Paris.

Les travaux ci-dessus mentionnés sont déclarés d'utilité publique.

Art. 2. — La dépense sera exclusivement supportée par la Ville de Paris.

Art. 3. — Est approuvée la convention passée entre l'Etat, représenté par les Ministres des Finances, de l'Agriculture et des Travaux publics, et la Ville de Paris, représentée par le Préfet de la Seine, pour la location ou la cession à cette dernière des terrains domaniaux destinés à servir de champ d'irrigation pour les eaux d'égout.

Art. 4. — Dans les terrains concédés, la Ville de Paris ne pourra répandre ses eaux que sur les parties du sol mises en culture, sans préjudice de l'utilisation sur d'autres points par elle-même ou par concessionnaires, au moyen des traitements chimiques ou d'un canal dans la direction de la mer, ou de toute autre façon.

Elle ne pourra, pour la culture, répandre sur le sol qu'un maximum de 40,000 mètres cubes d'eau par hectare et par an.

Le tout sous la surveillance de ses agents, sans former de mare stagnante, ni opérer de déversement d'eaux d'égout non épurées en Seine, dans la traversée du département de Seine-et-Oise, sauf les cas de force majeure.

L'exécution de ces prescriptions et la limite de saturation des terres seront contrôlées par une Commission permanente de cinq experts nommés, l'un par le Ministre de l'Agriculture, un autre par le Conseil général de la Seine, un troisième par le Conseil général de Seine-et-Oise, le quatrième par le Ministre des Finances, et un membre du Comité consultatif d'hygiène de France nommé par ses collègues.

Ces experts adresseront tous les six mois aux Ministres de l'Agriculture et des Finances un rapport qui sera inséré au *Journal officiel*.

La présente loi délibérée et adoptée par le Sénat et par la Chambre des députés, sera exécutée comme loi de l'Etat.

Fait à Paris, le 4 avril 1889.

CARNOT.

Par le Président de la République :

Le Ministre des Travaux publics, YVES GUYOT.

Le Ministre de l'Agriculture, LÉOPOLD FAYE.

Le Ministre des Finances, ROUVIER.

CONVENTION

Entre MM. Baïhaut, ministre des Travaux publics, Sadi Carnot, ministre des Finances, et Develle, ministre de l'Agriculture représentant l'Etat,

D'une part;

Et M. Poubelle, préfet de la Seine, représentant la Ville de Paris, autorisé par délibération du Conseil municipal, en date du 1er août 1884,

D'autre part;

Il a été convenu ce qui suit :

Art. 1er. — L'Etat loue à la Ville de Paris, pour une période de vingt années à courir du   , les terrains domaniaux constituant les fermes de la Garenne et de Fromainville, ainsi que les tirés de la forêt de Saint-Germain.

Art. 2. — Lesdits terrains comprennent :

1° Les deux fermes de la Garenne et de Fromainville avec les parcelles situées dans les îles Epineuse, de la Grande-Chaudière, d'Herblay et de Conflans, le tout d'une superficie de 372 hectares;

2° Les anciens et nouveaux tirés, de 427 hectares environ.

Art. 3. — Ladite location est faite moyennant le loyer de quatre-vingt-dix-huit mille quatre cents francs (98,400 fr.)

Art. 4. — La Ville de Paris exploitera pour son compte les bois existant sur les terrains compris dans la location et elle en payera à l'Etat la valeur actuelle d'après une estimation qui sera fixée par les soins d'un agent nommé par la Ville de Paris et d'un agent forestier désigné par le Ministre de l'Agriculture. En cas de désaccord, un tiers expert sera nommé par le Ministre des finances. La somme qui sera ainsi déterminée portera intérêt à cinq pour cent (5 p. 100) au profit de l'Etat, à partir du jour où la ville aura pris possession des immeubles.

Art. 5. — La Ville de Paris ne pourra répandre ses eaux que sur des parties du sol mises en culture. Elle ne pourra les donner ni les vendre que pour la culture, sous la surveillance de ses agents, sans former de mares stagnantes ni de dépôts dans la Seine.

L'exécution de ces prescriptions et l'état de saturation des terres seront contrôlés par une Commission permanente de quatre experts nommés l'un par le Ministre de l'Agriculture, un autre par le Conseil général de la Seine, un troisième par le Conseil général de Seine-et-Oise, un quatrième par le Ministre des finances, et un membre du Comité consultatif d'hygiène de France, nommé par ses collègues.

Ces experts adresseront un rapport annuel au Ministre de l'Agriculture et au Ministre des Finances.

Art. 6. — La Ville de Paris s'engage à reconstruire, sur les terrains qui lui seront désignés, les maisons de garde destinées à remplacer celles qui sont comprises dans le périmètre loué : le nombre des maisons nouvelles sera égal à celui des maisons anciennes; chacune d'elle se composera d'un nombre de pièces égal à celui des maisons existantes.

Trois des routes se dirigeant vers le nord, et choisies d'un commun accord par les agents de la Ville et les ingénieurs des Forêts, demeureront accessibles aux produits forestiers; leurs chaussées seront empierrées aux frais de la Ville et prolongées jusqu'à la rive de la Seine. On ménagera près de leurs extrémités des places de dépôt suffisantes pour l'empilage des produits de la forêt.

Art. 7. — La Ville s'engage à élever un mur de clôture suivant le périmètre délimité à l'article 2.

Ce mur sera établi avec les mêmes dimensions et dans les mêmes conditions que l'ancien mur de la forêt; il laissera les routes qu'il doit suivre entièrement du côté de la forêt. Un chemin de ronde de trois mètres sera ménagé sur toute la longueur, du côté des terrains abandonnés à la ville.

Art. 8. — A toute époque de la durée du bail, la Ville de Paris pourra demander la cession définitive des terrains compris au présent bail, moyennant la somme en capital de trois millions deux cent quatre-vingt mille francs (3,280,000 fr.)

Cette cession, qui devra comprendre l'étendue totale desdits terrains et ne pourra être partielle, deviendra définitive après l'accomplissement des formalités légales et législatives.

Quant au prix de trois millions deux cent quatre-vingt mille francs (3,280,000 fr.), il est, dès à présent, accepté par la Ville de Paris, qui, en cas de continuation par elle de l'opération d'irrigation, sera tenue de faire ladite acquisition au plus tard au bout de vingt années prévues au présent bail.

Dans le cas où, pendant la durée du bail, la Ville de Paris renoncerait à utiliser les terrains loués, l'Etat en reprendrait immédiatement possession. En ce qui concerne les fermes et bâtiments d'habitation, il sera procédé par trois experts nommés dans les conditions prévues par l'ordonnance du 12 décembre 1827 en matière d'échange (1), à une estimation des terrains et à la fixation de l'indemnité que la Ville pourrait avoir à payer à l'Etat, en tenant compte de leur situation actuelle et des dépenses que l'Etat aurait à faire pour les rendre à leur destination primitive. Dans le cas où il y aurait plus-value, la reprise par le domaine aurait lieu sans que l'Etat puisse être tenu de payer à la Ville aucune indemnité pour quelque motif que ce soit. En ce qui concerne les parcelles actuellement en nature de bois, elles seraient soumises à nouveau au régime forestier, et la Ville de Paris serait tenue de les repeupler à ses frais et sous la direction du service forestier.

Enfin si, dans les délais déterminés, la Ville est devenue propriétaire des terrains dans les conditions prévues et qu'elle renonce ultérieurement à en tirer parti pour l'épuration des eaux d'égout, l'Etat aura la faculté d'en demander la rétrocession de préférence à tous autres en payant la valeur fixée pour l'ensemble de la concession par des experts désignés comme il est dit ci-dessus, sans que la somme qu'il aura à payer puisse dépasser le montant du prix de vente payé par la Ville de Paris. Les terrains actuellement en nature de bois seront soumis à un nouveau régime forestier.

Art. 9. — Les deux fermes et leurs annexes sont louées, jusqu'au 11 novembre 1887, à M. le baron de Hirsch, savoir : la ferme de Fromainville, suivant acte passé devant Me Moisson, notaire à Saint-Germain, le 4 octobre 1869, et la ferme de la Garenne, suivant un procès-verbal d'adjudication du 2 octobre 1872 et un acte administratif du 1er février 1881, qui rappelle les conventions accessoires intervenues pour les deux fermes.

Aux termes des articles 27 du bail de la ferme de Fromainville et 14 du cahier des charges du bail de la ferme de la Garenne, l'état s'est réservé la faculté de rentrer en possession de la totalité ou d'une partie des biens loués, moyennant le payement de l'indemnité fixée par les articles 1745 et 1746 du Code civil.

Le droit de chasse sur les anciens et nouveaux tirés est compris dans les deux premiers lots de l'affermage de chasse de la forêt de Saint-Germain, fait suivant procès verbal d'adjudication du 1er décembre 1884, pour neuf ans à partir du 1er juillet 1885.

_____

(1) L'article 3 de l'ordonnance du 12 décembre 1827 est ainsi conçu : « Trois experts seront nommés, un par le préfet du département, sur la proposition qui lui en sera faite par le directeur des domaines, un par le propriétaire du bois offert en échange, un par le président du tribunal de la situation des biens, à qui requête sera présentée à cet effet par le directeur des domaines. »

D'après l'article 2 du cahier des charges qui a servi à cette adjudication, le bail sera résilié de plein droit en cas d'aliénation de la forêt amodiée par voie d'échange ou autrement en cas d'affectation à un service public, etc.

La Ville de Paris sera subrogée activement et passivement aux droits de l'Etat à l'égard de ces baux, à partir du jour où elle entrera en jouissance des fermes et terrains concédés, sauf à elle à en provoquer la résiliation à ses risques et périls, prenant dès à présent l'engagement de payer toutes indemnités qui pourraient être dues aux fermiers, pour quelque motif que ce soit, sans recours contre l'Etat, qui ne pourra jamais être inquiété ou recherché à ce sujet.

La Ville sera également tenue, le cas échéant, de garantir l'Etat contre toutes réclamations, tant de fermiers que de tous autres, qui pourraient surgir à l'occasion des travaux qu'elle doit entreprendre, et de le tenir quitte et indemne de tous frais et condamnations, qu'il ait été mis en cause par les réclamants ou d'office par la justice et sans qu'il soit tenu de fournir à la Ville les moyens de défense.

Enfin la Ville de Paris ne pourra prétendre à aucune indemnité ou diminution de prix pour raison d'erreurs qui auraient pu être commises relativement à l'étendue des biens loués, quelle que soit la différence en plus ou en moins, ou à l'état dans lequel les bâtiments compris dans la location se trouveraient au moment de son entrée en jouissance, ou encore relativement à la nature de la culture des terres.

Art. 10. — La présente convention ne deviendra définitive qu'après avoir été sanctionnée par une loi.

Art. 11. — Les frais d'enregistrement, en cas d'acquisition par la Ville, sont fixés à un franc (1 fr.).

Le Ministre de l'Agriculture, JULES DEVELLE.

Le Ministre des Finances, SADI CARNOT.

Le Ministre des Travaux publics, CH. BAÏHAUT.

Le Préfet de la Seine, POUBELLE.

Loi du 10 Juillet 1894, relative à l'assainissement de Paris et de la Seine

Le Sénat et la Chambre des Députés ont adopté.

Le Président de la République promulgue la loi dont la teneur suit :

Article premier. — La Ville de Paris (Seine) est autorisée à emprunter, à un taux d'intérêt n'excédant pas quatre francs pour cent (4 fr. p. 100), intérêts, primes de remboursement et lots compris, une somme de cent dix-sept millions cinq cent mille francs (117,500,000 francs), remboursable en soixante-quinze ans à partir de 1898 et applicable aux dépenses suivantes, savoir :

1° Travaux d'adduction et d'élévation des eaux d'égout jusqu'aux terrains à affecter à l'épuration agricole, acquisition de terrains, aménagement des terrains acquis ou adduction des eaux jusqu'aux terrains affectés à cet usage,

après accord avec les propriétaires........................ 30.800.000
2° Achèvement du réseau d'égouts de Paris, amélioration
des égouts existants et construction de nouveaux collecteurs... 35.200.000
3° Achèvement de la distribution d'eau, construction de
réservoirs, améliorations diverses des conduites, des bassins
de filtrage, des aqueducs, des canaux, etc., dérivation du Loing
et du Lunain.. 50.000.000
4° Frais de l'emprunt................................. 1.500.000

Total............ 117.500.000

Le montant des lots applicables aux obligations amorties à chaque tirage est fixé annuellement à la somme de quatre cent soixante-dix mille francs (470,000 francs).

Il sera statué par des décrets rendus sur la proposition du Ministre de l'Intérieur sur le mode et les conditions de réalisation de l'emprunt.

Art. 2. — Les propriétaires des immeubles situés dans les rues pourvues d'un égout public seront tenus d'écouler souterrainement et directement à l'égout les matières solides et liquides des cabinets d'aisance de ces immeubles.

Il est accordé un délai de trois ans pour les transformations à effectuer à cet effet dans les maisons anciennes.

Art. 3. — La Ville de Paris est autorisée à percevoir des propriétaires de constructions riveraines des voies pourvues d'égouts, pour l'évacuation directe des cabinets, une taxe annuelle de vidange qui sera assise sur le revenu net imposé des immeubles, conformément au tarif ci-après :

10 francs pour un immeuble d'un revenu imposé à la contribution foncière ou à celle des portes et fenêtres inférieur à 500 francs ;
30 fr. pour un immeuble d'un revenu imposé de 500 fr. à 1,499 fr. ;
60 fr. pour un immeuble d'un revenu imposé de 1,500 fr. à 2,999 fr. ;
80 fr. pour un immeuble d'un revenu imposé de 3,000 fr. à 5,999 fr. ;
100 fr. pour un immeuble d'un revenu imposé de 6,000 fr à 9,999 fr. ;
150 fr. pour un immeuble d'un revenu imposé de 10,000 fr. à 19,999 fr. ;
200 fr. pour un immeuble d'un revenu imposé de 20,000 fr. à 29,999 fr. ;
350 fr. pour un immeuble d'un revenu imposé de 30,000 fr. à 39,999. fr ;
500 fr. pour un immeuble d'un revenu imposé de 40,000 fr. à 49,999 fr. ;
750 fr. pour un immeuble d'un revenu imposé de 50,000 fr. à 69,999 fr. :
1,000 fr. pour un immeuble d'un revenu imposé de 70,000 fr. à 99,999 fr. ;
1,500 fr. pour un immeuble d'un revenu imposé de 100,000 fr. et au-dessus.

En ce qui concerne les immeubles exonérés à un titre et pour une cause quelconque de la contribution foncière sur la propriété bâtie, la Ville pourra percevoir une taxe fixe de cinquante francs (50 francs) par chute.

Le produit de ces taxes servira à rembourser l'emprunt en principal et intérêts, et à faire face à l'augmentation des dépenses d'entretien.

Art. 4. — Le taux desdites taxes pourra être révisé tous les cinq ans par décret, après délibération conforme du Conseil municipal, sans que ces taxes puissent être supérieures au tarif fixé à l'article 3.

Art. 5. — Le recouvrement de ces taxes aura lieu comme en matière de contributions directes.

Art. 6. — La Ville de Paris devra terminer, dans le délai de cinq ans à partir de la promulgation de la présente loi, les travaux nécessaires pou assurer l'épandage de la totalité de ses eaux d'égout. Sur les terrains qui lui appartiennent ou dont elle sera locataire, elle devra se conformer aux conditions prescrites par l'article 4 de la loi du 4 avril 1889.

Art. 7. — Les actes susceptibles d'enregistrement auxquels donnerait lieu l'emprunt autorisé par la présente loi seront passibles du droit fixe de 1 franc.

La présente loi, délibérée et adoptée par le Sénat et par la Chambre des Députés, sera exécutée comme loi de l'Etat.

Fait à Paris, le 10 juillet 1894.

CASIMIR-PERIER.

Par le Président de la République :
Le Président du Conseil,
Ministre de l'Intérieur et des Cultes,
CH. DUPUIS.

Premier Rapport de la Commission de surveillance d'épandage des eaux d'égouts de Paris et de l'assainissement de la Seine adressé, conformément à l'article 4 de la loi du 4 avril 1889, au Ministre de l'Agriculture :

Paris, 1er avril 1896.

Monsieur le Ministre,

Les articles 4 de la loi du 4 avril 1889 et 6 de la loi du 10 juillet 1894, relatives à l'utilisation agricole des eaux d'égout de Paris et à l'assainissement de la Seine, ont institué une Commission permanente de cinq experts pour contrôler l'exécution des prescriptions de ces lois en ce qui concerne la limite de saturation des terres servant à l'épandage et la prohibition de déverser en Seine les eaux d'égout non épurées dans la traversée du département de Seine-et-Oise.

Nous avons été désignés pour faire partie de cette Commission, qui s'est constituée le 15 décembre 1895 et nous avons l'honneur de vous adresser notre premier rapport semestriel.

I. — Les eaux provenant des égouts de Paris sont réunies dans des collecteurs généraux qui débouchent dans la Seine, l'un à Clichy, en aval du pont d'Asnières, et l'autre à Saint-Denis.

Le réseau des égouts et les collecteurs généraux assainissent ainsi l'intérieur de la Ville ; mais la question d'assainissement reparaît après les déversements en Seine, et la Ville de Paris s'est trouvée dans la nécessité d'épurer ses eaux d'égout, afin de ne pas faire supporter par les régions situées à l'aval du fleuve les causes d'insalubrité dont elle s'est débarrassée.

Le mode d'épuration par l'épandage avec utilisation agricole a été adopté et réglementé par les lois des 4 avril 1889 et 10 juillet 1894.

La première de ces lois a déclaré d'utilité publique les travaux nécessaires pour conduire dans la presqu'île de Saint-Germain les eaux d'égout élevées par des machines établies à Clichy. Elle a, de plus, autorisé la location des terrains domaniaux destinés à servir de champ d'irrigation, savoir : les deux fermes de Garenne et de Fromainville et les anciens tirés de la forêt de Saint-Germain, le tout d'une contenance de 800 hectares environ.

La loi du 10 juillet 1894, autorisant un emprunt municipal de 117,500,000 fr., dont 30,800,000 fr. pour les travaux d'adduction des eaux d'égout jusqu'aux terrains à irriguer, a consacré définitivement le système de l'épuration agricole, en imposant à la Ville l'obligation de terminer avant le 10 juillet 1899 les travaux nécessaires pour assurer l'épandage de la totalité de ses eaux d'égout, à l'exclusion de tout déversement direct en Seine.

En outre, ces deux lois ont prescrit les conditions dans lesquelles les irrigations doivent être effectuées, sous la surveillance des agents de la Ville et le contrôle d'une Commission permanente composée de représentants de l'Etat, du département de la Seine, du département de Seine-et-Oise et du Comité consultatif d'hygiène de France.

II. — L'épandage des eaux d'égout de Paris a lieu, dès à présent, sur deux points : à Gennevilliers, dans la boucle formée par la Seine entre Clichy et Argenteuil, et à Achères dans une partie de terrains domaniaux de la presqu'île de Saint-Germain concédés à la Ville par la loi du 4 avril 1889.

Prochainement, les irrigations seront faites sur le surplus des terrains domaniaux et sur un domaine de 200 hectares, dit des Fonceaux, contigu à ces terrains et acquis récemment par la Ville, sur le territoire d'Achères.

Plus tard, elles seront étendues d'abord au domaine municipal de Méry (Seine-et-Oise), puis aux terrains à acquérir ou aux propriétés particulières situés dans les territoires qui pourront être desservis par les ouvrages d'adduction projetés.

Nous n'avons pas de surveillance à exercer sur les épandages de la plaine de Gennevilliers, une autre Commission étant chargée de ce soin ; mais nous avons pu déjà constater les conditions dans lesquelles les irrigations sont faites sur une partie des terrains domaniaux d'Achères, et tel est l'objet du présent rapport qu'il a paru utile d'éclairer par cet exposé.

III. — La Ville de Paris a pris possession, le 1er mars 1894, des terrains domaniaux actuellement désignés sous le nom de parc agricole d'Achères.

Les eaux d'égout y sont amenées par un aqueduc principal, l'aqueduc d'Achères, qui a son origine à l'usine municipale de Clichy, au débouché en Seine de l'un des collecteurs généraux.

Cet aqueduc franchit deux fois le fleuve, traverse les territoires d'Asnières, Colombes, Argenteuil, Cormeilles, la Frette et Herblay et aboutit au chemin du Val d'Herblay. Il est le tronçon de l'émissaire général des eaux d'égout de Paris, qui doit alimenter tous les champs d'épandage de la Ville.

C'est au Val d'Herblay que se détache une branche spéciale pénétrant dans le parc agricole d'Achères, après avoir traversé la Seine en siphon.

Les travaux de l'aqueduc d'Achères, commencés au milieu de l'année 1893 sur les fonds de l'emprunt municipal de 200 millions autorisé par la loi du 22 juillet 1892, ont été terminés au mois de mai 1895.

Jusqu'à cette époque, les fermes de Garenne et de Fromainville avaient encore été cultivées par les procédés de culture ordinaires ; une partie seulement des anciens tirés avaient été défrichée. Actuellement, les deux fermiers de la Ville sont tenus de supporter les travaux d'installation des conduites et des drains souterrains et de recevoir les eaux d'égout dans les terrains préparés pour l'irrigation. A partir du 11 novembre 1896, un cahier des charges, en ce moment à l'étude et réglant les conditions de la nouvelle location, sera mis en vigueur.

La date du 15 juillet 1895 marque le point de départ des épandages à Achères, avec un cube variant de 30,000 à 50,000 mètres par jour.

Afin de constater les conditions dans lesquelles ces épandages sont effectués, nous nous sommes transportés, le 11 février 1896, au parc agricole d'Achères, et nous avons parcouru les terrains actuellement irrigués, d'une contenance de 300 hectares environ.

Aux termes de l'article 4 de la loi du 4 avril 1889, la Commission avait à examiner quatre questions :

1º Les eaux ne sont-elles répandues que sur des parties du sol mises en culture?

2º La limite fixée pour la saturation des terres, c'est-à-dire 40,000 mètres cubes par hectare et par an, a-t-elle été dépassée?

3º L'épandage a-t-il occasionné la formation de mares stagnantes?

4º Opère-t-on des déversements d'eaux d'égout non épurées en Seine, dans la traversée du département de Seine-et-Oise?

Sur ces divers points, la Commission n'a remarqué aucune infraction.

1º Les eaux d'égout sont utilisées, dans le parc d'Achères, pour la grande culture agricole. Elles sont, en outre, répandues sur des terrains laissées en nature de bois ou qui ont été plantés en arbres de diverses essences, et elles pourront à ce point de vue servir à d'utiles expériences ;

2º Du 15 juillet 1895 au 15 février 1896, soit pendant une période de deux cent dix jours, on a déversé 6,126,742 mètres cubes d'eau sur une étendue de 300 hectares environ. En ramenant ces données à la base de calcul indiquée par la loi du 4 avril 1889, on trouve que l'irrigation a été en moyenne de 35,496 mètres cubes par hectare et par an :

$$\left(\frac{6.126.742^{m3} \times 365 \text{ j.}}{300 \times 210} = 35.496\right)$$

c'est-à-dire inférieure au maximum autorisé de 40,000 mètres cubes par hectares et par an. On arrive à la même constatation si l'on considère le cube journalier des irrigations. Pendant la période examinée, les 300 hectares environ ont reçu en moyenne 30,000 mètres cubes par jour, soit 100 mètres cubes par hectares, alors que le maximum admis est de 109 mètres cubes 500

$$\left(\frac{40.000}{365}\right);$$

3º et 4º Il n'existe pas de mare stagnante et aucun déversement en Seine d'eaux d'égout non épurées n'est effectué dans le département de Seine-et-Oise.

Les eaux épandues retournent au fleuve épurées et mélangées à la nappe souterraine, que des drainages recueillent dans différentes dépressions du sol, en formant de petits lacs et ruisseaux.

En résumé, le parc agricole d'Achères est dès à présent irrigué sur un tiers de son étendue ; il le sera sans doute complètement lorsque nous aurons à rédiger notre prochain rapport. En ce qui concerne les épandages actuels, nous attestons la stricte application des lois relatives à l'assainissement de la Seine.

Deuxième Rapport aux Ministres de l'Agriculture et des Finances.

Paris, le 1er octobre 1896.

Monsieur le Ministre,

La Commission permanente de cinq experts instituée par les articles 4 de la loi du 4 avril 1889 et 6 de la loi du 10 juillet 1894, ayant pour objet l'utilisation agricole des eaux d'égout de Paris et l'assainissement de la Seine, a eu l'honneur de vous adresser, le 1er avril 1896, son premier rapport semestriel, qui a été inséré au *Journal Officiel* du 17 juin suivant, n° 163, page 3346.

Aux termes de ce rapport, l'émissaire général des eaux d'égout de Paris, qui doit alimenter tous les champs d'épandage de la Ville, était terminé jusqu'au Val-d'Herblay, point d'où se détache la branche spéciale pénétrant dans le parc agricole d'Achères. Les irrigations étaient faites, avec un cube variant de 30,000 à 50,000 mètres cubes par jour, sur une partie, un tiers environ, des terrains domaniaux concédés à la Ville.

Depuis cette époque, l'émissaire général n'a pas été prolongé, mais la mise en service d'un second tiers des terrains domaniaux a eu lieu à partir du mois de juin 1896, et les travaux de distribution des eaux d'égout dans le dernier tiers des mêmes terrains sont sur le point d'être terminés.

Avant l'hiver, les épandages pourront donc être effectués sur les 799 hectares qui formaient autrefois les fermes domaniales de Fromainville et de Garenne et les anciens tirés de la forêt de Saint-Germain.

Les travaux d'adduction et de distribution sont, en outre, en cours d'exécution sur le domaine municipal des Fonceaux, d'une superfie de 180 hectares, contigu aux terrains domaniaux.

Ainsi, la Ville de Paris fait actuellement des irrigations sur 800 hectares environ, non compris les 500 hectares de la plaine de Gennevilliers, où l'épandage n'est que facultatif pour les cultivateurs.

Nous avons visité, notamment les 10 juin, 1er août et 17 septembre, les terrains d'Achères, afin de nous assurer dans quelles conditions les épandages sont effectués.

La Commission a constaté que la Ville de Paris se conforme aux prescriptions des lois réglementant l'utilisation agricole de ses eaux d'égout et l'assainissement de la Seine.

1º Les eaux ne sont répandues que sur des parties du sol mises en culture ou en nature de bois.

2º Du 16 février au 31 août 1896, soit pendant 198 jours, on a déversé, d'après le relevé dressé par M. l'ingénieur en chef du service technique de l'assainissement, 9,461,286 mètres cubes sur une étendue qui a varié, pendant cette période, de 300 à 500 hectares.

L'irrigation a presque atteint, pendant les derniers mois de juillet et août, le maximum de 40,000 mètres cubes par hectare et par an, prévu par l'article 4 de la loi du 4 avril 1889.

3º et 4º Malgré ces épandages effectués dans la plus large mesure autorisée, la Commission n'a remarqué aucune mare stagnante, et, d'autre part, aucun déversement en Seine d'eaux d'égout non épurées n'est opéré dans la traversée du département de Seine-et-Oise.

Comme nous en avons fait plus haut la constatation, la Ville de Paris se conforme, en résumé, aux prescriptions des lois spéciales à l'assainissement de la Seine.

Daignez agréer, Monsieur le Ministre, l'hommage de notre respectueux dévouement.

Signé : RÉCOPÉ, BOURNEVILLE, D.-CH. DUVERDY,
LAURENT-CÉLY, OLRY.

Troisième Rapport aux Ministres de l'Agriculture et des Finances.

Paris, le 1er avril 1897.

Monsieur le Ministre,

Les lois des 4 avril 1889 et 10 juillet 1894 ont autorisé la Ville de Paris à entreprendre les travaux nécessaires pour assurer, avant le 10 juillet 1899, l'épandage de la totalité de ses eaux d'égout.

La Commission instituée pour contrôler l'exécution des prescriptions de ces lois a eu l'honneur de porter à votre connaissance, dans ses précédents rapports en date des 1er avril et 1er octobre 1896, le degré d'avancement des travaux.

Actuellement, l'épandage n'est encore effectué que sur deux points : à Gennevilliers, dans une plaine d'environ 500 hectares, où les irrigations sont facultatives, et au parc agricole d'Achères, comprenant les terrains domaniaux de la presqu'île de Saint-Germain concédés à la Ville par la loi du 4 avril 1889 et le domaine municipal des Fonceaux, qui leur est contigu.

Dans cette région, une superficie de 860 hectares est canalisée et pourrait recevoir, dans les rigoles dont les terres sont sillonnées, les eaux d'égout amenées par l'émissaire général et la branche spéciale du Val d'Herblay; mais, depuis l'automne, les épandages n'ont été effectués que sur une étendue de 650 hectares, le surplus n'étant pas encore en service, parce que les travaux de drainage ne sont pas achevés. Il est probable que ces travaux seront terminés au mois de mai prochain.

Nous avons parcouru à diverses reprises, dans le courant de cet hiver, le parc agricole d'Achères et nous avons constaté que, conformément au vœu de la loi, il n'existe pas de mare stagnante et que, dans la traversée de Seine-et-Oise, il n'est pas opéré de déversement d'eaux non épurées en Seine.

Toutefois, il est à signaler que, du 1er septembre 1896 au 28 février 1897, le service des irrigations a subi des interruptions complètes d'une durée totale de soixante jours, c'est-à-dire pendant un tiers de cette période. D'après les renseignements fournis par MM. les ingénieurs de l'assainissement de la Seine, ces arrêts, notamment au mois de novembre et de février, ont été causés par les crues du fleuve qui ont interrompu la marche des machines des usines de Clichy et de Colombes. On peut regretter que le fonctionnement de ce service ne soit pas mis à l'abri des crues, et il est à souhaiter que des dispositions soient prises pour y remédier.

En ce qui concerne les déversements effectués, il résulte des chiffres fournis par le service de l'assainissement que leur cube s'est élevé, du 1er septembre 1896 au 28 février 1897, pendant 183 jours, à 7,879,131 mètres, sur une étendue de terrains de 500 hectares au début et de 650 hectares environ à la fin de la période, soit en moyenne 540 hectares.

Les irrigations ont donc été faites à raison de 29,102 mètres cubes par hectare et par an, quantité inférieure au maximum admis de 40,000 mètres cubes.

En résumé, les prescriptions des lois ayant pour objet l'utilisation agricole des eaux d'égout de Paris et l'assainissement de la Seine sont observées et, incessamment, la Ville aura un champ d'épandage d'une contenance de 860 hectares qui pourra recevoir annuellement 34,400,000 mètres cubes de ses eaux d'égout.

Daignez agréer, Monsieur le Ministre, l'hommage de notre respectueux dévouement.

RÉCOPÉ, BOURNEVILLE, LAURENT-CÉLY, DUVERDY, OLRY.

Quatrième Rapport aux Ministres de l'Agriculture et des Finances.

Paris, le 1er octobre 1897.

Monsieur le Ministre,

La Commission de surveillance de l'épandage des eaux d'égout de Paris, instituée par les lois des 4 avril 1889 et 10 juillet 1894, a eu l'honneur de vous rendre compte, dans ses précédents rapports semestriels, des avancements successifs des travaux exécutés par la Ville de Paris en vue de parvenir à l'assainissement de la Seine.

Les terrains domaniaux de la presqu'île de Saint-Germain, d'une superficie de 800 hectares, concédés à la Ville par la loi du 4 avril 1889, sont actuellement tous utilisés pour l'épandage. Le domaine municipal des Fonceaux (200 hectares), attenant à ces terrains, pourrait également être irrigué, puisqu'un réseau de conduites d'adduction et de distribution y est définitivement établi ; mais, jusqu'à ce jour, les déversements d'eaux d'égout sur ce domaine n'ont pas encore été effectués d'une manière régulière et complète, à cause de l'insuffisance du drainage des terres.

Ainsi, indépendamment de la plaine de Gennevilliers, la Ville est désormais en mesure d'assurer définitivement son service d'épandage, dans le parc agricole d'Achères, sur des terrains d'une contenance de 800 hectares, et incessamment, après l'achèvement du drainage des Fonceaux, ce service disposera d'un champ supplémentaire de 200 hectares.

La Commission a visité les terrains d'Achères, notamment les 10 mai et 20 juillet 1897. Elle a remarqué, à chacune de ces visites, qu'à la suite des essais d'irrigations effectués sur le domaine des Fonceaux, il existait, dans différentes dépressions du sol, des mares stagnantes dont la formation avait été provoquée sans doute par des défauts du drainage et par le relèvement de la nappe souterraine. Les mêmes effets s'étaient produits sur une faible partie des terres de l'ancienne ferme de Garenne, voisine de celle des Fonceaux.

Il est probable que les pluies persistantes qui ont marqué l'hiver et le printemps de 1897 n'ont pas été absolument étrangères à cet état de choses ; néanmoins, MM. les ingénieurs de l'assainissement de la Seine avaient reconnu la nécessité, signalée par la Commission, de réaliser pour l'avenir, sur ces deux points du parc agricole, un meilleur écoulement des eaux d'égout épurées. Des mesures ont donc été prises, et des travaux ont été commencés pour parvenir à l'assèchement des terres.

Il convient d'ajouter, d'ailleurs, que les mares stagnantes auxquelles il vient d'être fait allusion n'étaient pas formées d'eau d'égout sorties directement des bouches de déversement, mais par des eaux provenant des relèvements de la nappe souterraine.

En ce qui concerne les quantités d'eau déversées dans le parc agricole d'Achères pendant la période de cent quatre-vingt-quatre jours examinée, du 1er mars au 31 août, le service technique a fait connaître que leur cube s'est élevé à 17,360,940 mètres. D'après la base de calcul fixée par la loi du 4 avril 1889, et en admettant que la surface moyenne irriguée a été de 600 hectares, on trouve que l'épandage a été fait à raison de 38,265 mètres cubes par hectare et par an, chiffre inférieur au maximum autorisé de 40,000 mètres cubes.

La Commission, sous réserve de l'achèvement prochain des travaux de drainage qui sont en cours d'exécution, constate, en résumé, l'observation des prescriptions des lois ayant pour objet l'utilisation agricole des eaux d'égout de Paris et l'assainissement de la Seine.

Daignez agréer, Monsieur le Ministre, l'hommage de notre respectueux dévouement.

RÉCOPÉ, D.-CH. DUVERDY, A. LAURENT-CÉLY,
BOURNEVILLE, OLRY.

Rapport de M. Duverdy.

Nous avons voulu joindre à ces documents le rapport ci-après qui a été présenté par M. Duverdy, au Conseil général de Seine-et-Oise dans sa session d'avril 1887, rapport dans lequel on verra que l'honorable et regretté conseiller général, se sentant plus à l'aise, plus chez lui, qu'au *Journal officiel*, a laissé plus librement sortir la vérité, toute la vérité. (*Recueil des Délibérations du Conseil général*, page 186.)

MESSIEURS,

Depuis votre dernière session du mois d'août 1896, la Commission permanente, instituée par la loi du 4 avril 1889, pour la surveillance des irrigations à l'eau d'égout pratiquées par la Ville de Paris, a rédigé deux rapports semestriels, qui ont été envoyés aux ministres compétents.

La Commission a constaté que pendant les six derniers mois, d'octobre 1896 à avril 1897, le service des irrigations et de l'épandage des eaux d'égout de Paris a été interrompu pendant deux mois sur six, c'est-à-dire pendant 60 jours. C'est l'élévation des eaux de la Seine qui a empêché le fonctionnement du système d'irrigation. Les crues, cette année, n'ont pas été excessives. Les eaux du fleuve, en d'autres années, se sont élevées à des niveaux supérieurs.

La Commission a déclaré qu'il est à souhaiter que des mesures soient prises pour remédier à cet inconvénient; car lorsque le système d'irrigation ne fonctionne pas, toutes les eaux des égouts de Paris sont jetées dans la Seine, à Clichy.

Ces eaux sont chargées de beaucoup de matières lourdes, elles produisent des dépôts qui envasent et encombrent le lit du fleuve, où elles diminuent le tirant d'eau pour la navigation. Elles corrompent de plus en plus les eaux de la Seine d'une façon dangereuse pour la salubrité. Il est d'ailleurs reconnu que les crues n'emportent pas les dépôts de vase, car, après les crues, on constate qu'ils existent comme auparavant, et même, en certains cas, qu'ils sont augmentés.

La Commission a calculé qu'à la dose de 40,000 mètres cubes par hectare et par an, la Ville de Paris pourrait, sur les terrains dont elle dispose actuellement à Gennevilliers, sur la partie détachée de la forêt de Saint-Germain et sur le domaine des Fonceaux, épurer 34 millions de mètres cubes par an. Le débit actuel des égouts est évalué à *146 millions de mètres cubes par an* et avec l'application dans les maisons du système que l'on nomme le *Tout à l'égout*, il sera considérablement augmenté. En ne parlant que du présent, d'après le débit actuel, la Ville de Paris a 112 millions de mètres cubes de plus que ce qu'elle peut employer en irrigations. La loi du 10 juillet 1894 dispose que, dans deux ans, au 11 juillet 1899, la Ville de Paris ne devra plus jeter en Seine aucune eau d'égout. Que fera-t-elle de ces 112 millions de mètres cubes? — Il est évident qu'elle continuera à les déverser dans le fleuve. Je devais signaler ce danger au Conseil général.

Voici un autre point à noter :

Le décret du 11 avril 1896 autorise la Ville de Paris à exécuter, par voie d'expropriation pour cause d'utilité, les travaux nécessaires pour établir des branchements destinés à conduire ses eaux d'égout à Méry-sur-Oise, à Triel, aux Mureaux. Ce décret, préparé à la demande de la Ville de Paris, lui donne un délai de cinq ans, pour procéder à ces expropriations, c'est-à-dire jusqu'en 1901. L'inscription de ce délai, dans le décret, contient donc l'aveu que cette Ville n'aura pas, au 11 juillet 1899, les terrains nécessaires, pour ne plus envoyer d'eau d'égout en Seine. La Seine continuera donc à être contaminée, même après la date fixée par la loi du 10 juillet 1894.

Du reste, même avec les terrains de Méry, de Triel et des Mureaux, la Ville de Paris n'aura pas encore les surfaces suffisantes pour épandre ses eaux d'égout à la dose de 40,000 mètres cubes par hectare et par an.

Le Conseil général doit donc envisager que les eaux de la Seine seront longtemps encore souillées par les égouts de Paris.

Sous un autre rapport, je dois signaler au Conseil général qu'il serait possible que la dose de 40,000 mètres cubes fût réduite ; ce qui obligerait la Ville de Paris à augmenter ses surfaces. Car cette dose est énorme et dans sa dernière session, à la séance du 9 avril 1897, la Société des Agriculteurs de France a émis le vœu, transmis au Gouvernement, demandant que, pour l'utilisation agricole des eaux d'égout, le chiffre de 8,000 mètres cubes seulement fût substitué à celui de 40,000. Au-dessus de 8,000 mètres cubes, la Société des Agriculteurs estime qu'on ne peut plus faire d'irrigations profitables pour les cultures.

L'infection de la Seine et son envasement ne sont donc pas près de cesser ; et les lois des 4 avril 1889 et 11 juillet 1894, intitulées : *Lois sur l'assainissement de la Seine*, seront donc longtemps encore sans produire le résultat pour l'obtention duquel on les a votées.

Le Conseil général me permettra, en terminant, d'appeler son attention sur l'article 7 du décret du 11 avril 1896, qui étend les irrigations de la Ville de Paris, sur de nouvelles parties du département de Seine-et-Oise. Cet article 7 dispose que *des décrets, rendus sur l'avis des Conseils municipaux des communes intéressées*, pourront établir autour des agglomérations de populations, des périmètres à l'intérieur desquels l'épandage des eaux d'égout serait interdit. Cette disposition a pour but d'éviter que l'épandage des eaux d'égout ne soit pratiqué sur des terrains trop rapprochés des habitations.

N'y aurait-il pas lieu, pour le Conseil général, de demander à M. le Préfet, de signaler aux communes, désignées dans l'avant-projet, visé par le décret du 11 avril 1896, l'article 7 de ce décret, en les invitant à prendre, dans leur prochaine session de mai, une délibération pour déterminer la distance des habitations, à laquelle elles demanderaient que, sur leurs territoires, les irrigations à l'eau d'égout fussent interdites ?

Ch. Duverdy.

DIVISION ET TABLE DES MATIÈRES

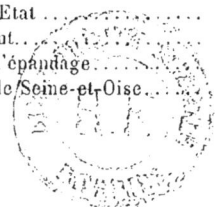

Imp. DOIZELET, St-Germain.

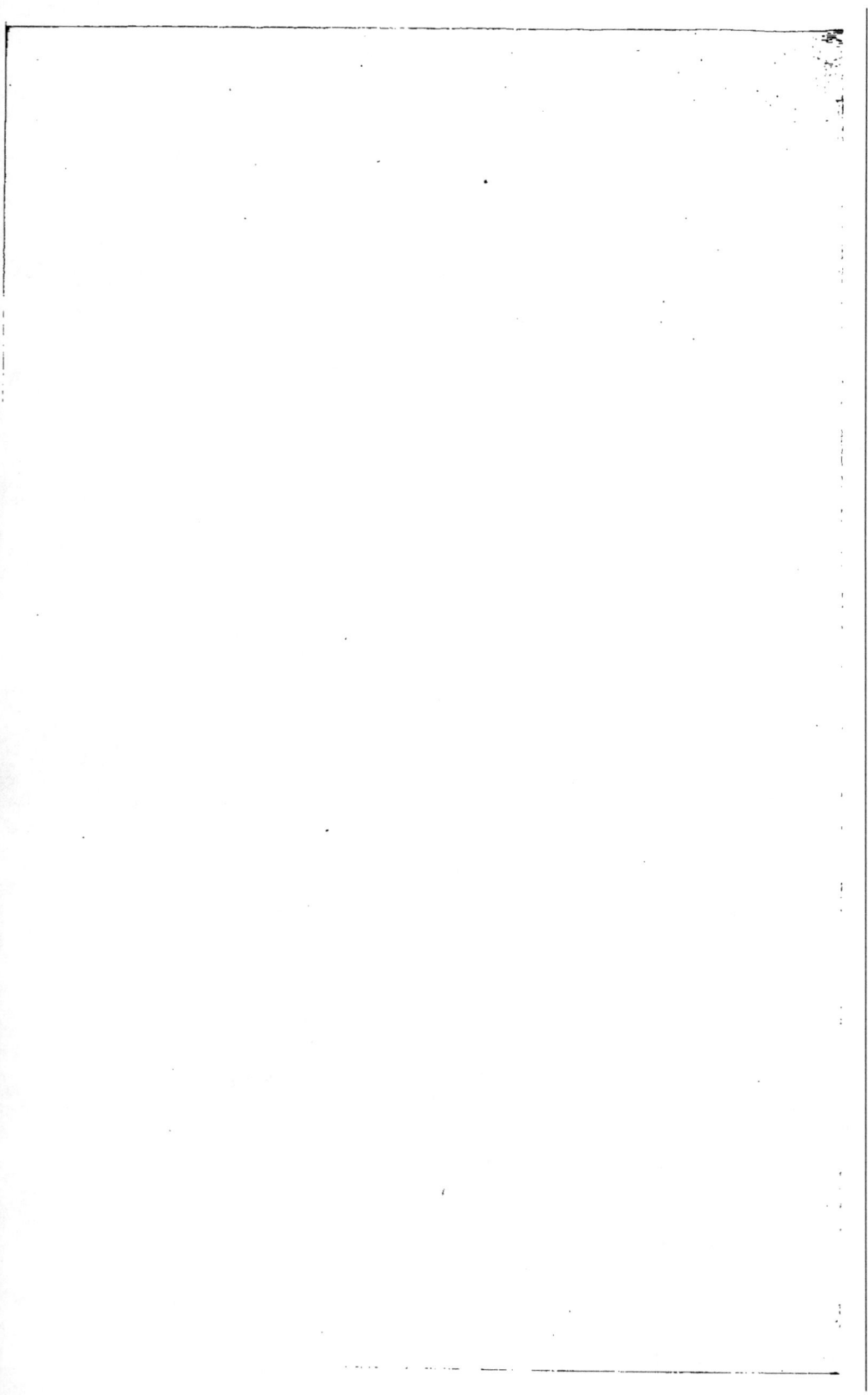

www.ingramcontent.com/pod-product-compliance
Lightning Source LLC
Chambersburg PA
CBHW071112210326
41519CB00020B/6271